AF210429

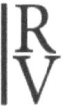

Danis Bois und Isabelle Eschalier

Die Meditation des vollen Gewahrseins

Die sieben Zugangswege zur menschlichen Wärme

übersetzt von Karin Klepsch

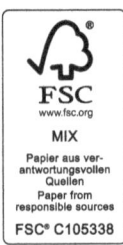

ISBN: 978-3-948741-32-7

Umschlagfoto: privat

Herstellung: BoD – Books on Demand, Norderstedt

Vorwort von Pierre Rabhi

Vor einiger Zeit sind Danis Bois und Isabelle Eschalier an mich herangetreten und mich gebeten, für ihr Buch, *Die Meditation des vollen Gewahrseins,* ein Vorwort zu schreiben. Ich fühlte mich geehrt und danke ihnen dafür. Mit diesem Buch leisten sie eine nützliche Arbeit für die heutige Gesellschaft, die, gelinde gesagt, zerstreut, zersplittert und hektisch ist und die nicht weiß, wohin sie geht, und doch hingeht, um es mit den Worten von Pierre Fournier zu sagen. Einer meiner Aufenthalte in Paris hat mir den Prozess bestätigt, der Gleichgültigkeit und Anonymität erzeugt. Ich steige in einen überfüllten Wagen eines TGV ein, jenes technologischen Wunderwerks. Der Eindruck ist der einer Kapelle, da niemand an jemanden das Wort richtet. Schuld daran sind die Kommunikationswerkzeuge. Das was Trennendes abbauen sollte und die Menschen einander näherbringen sollte, unterteilt die Geister. Die Kinder werden ruhig gestellt anhand der Faszination, die der Bildschirm auf sie ausübt. Ich finde, dass diese Faszination eine schädliche Wirkung auf diese kleinen Wesen ausübt. Das Eintauchen in die greifbare Welt ist für ihren körperlichen, geistigen und seelischen Aufbau unerlässlich.

Jedes wache und aufmerksame Bewusstsein, das sich um den Zustand und die Zukunft der Welt Sorgen macht, hat gute Gründe, pessimistisch zu sein. Glücklicherweise gibt es in diesem universellen Klima des gegenseitigen Tötens, der Zerstörung von Kreaturen, die ihr Schicksal mit uns teilen, der mannigfaltigen Entstellung der Natur Widerstände, die nicht aufhören, sich zu verbreiten, um die Harmonie mit der Wirklichkeit zu versuchen. Denn die Wirklichkeit, wie ich sie beobachte und begreife, ist im Wesentlichen symphonischer Natur. Das Gesetz der Komplementarität als Bedingung für die Entstehung und den Fortbestand der lebendigen Wirklichkeit ist streng. Die wunderschöne himmlische Choreographie der tanzenden und funkelnden Sterne steht im Einklang mit der Pracht der kosmischen Stille, die die Zivilisation des Lärms und des Getöses unzugänglich macht.

Es ist schon lange her als ich der Meditation einen besonderen Sinn verlieh. Es gibt die eine, die eine Art Protokoll erfordert, wie z.b. das Schweigen, um sich selbst besser zuhören zu können, und die andere, die sich aus der Objektivität nährt, die uns die Realität offenbart und die mit dem Staunen über die konkrete Schönheit der Natur oder die Unschuld, die das Gesicht eines Kindes erhellt, zu tun hat. Ich bin der Meinung, dass, hätten wir die Meditation kultiviert, die mit der Realität der Natur zu tun hat, dann hätten wir unsere Welt nicht so sehr belastet und entstellt, dass wir uns selbst das Leben unmöglich gemacht hätten. Die nährende Erde, das Wasser, die Luft und die lebendigen Umgebungen sind durch die Chemie vergiftet worden, der Planet geplündert, das Morden durch die Waffen bevorzugt, deren hässlichste in der Atomkraft-Apokalypse gipfelt. All das ist nun möglich und wahrscheinlich geworden.

Die Ökologie wird, wenn sie nicht Bewusstheit ist, so doch immer als ein untergeordneter Parameter behandelt werden, mit dem sich die Staaten bei den einschläfernden internationalen Treffen und den berühmten Klimakonferenzen befassen oder zu befassen scheinen! Worauf warten die Programmierer der Schulbildung, um der Ökologie im Zuge der Vorbereitung der künftigen Erwachsenen auf diese Bewusstheit den ihr gebührenden Platz einzuräumen? Diese Bewusstheit ist für die Zukunft wichtiger als jedes Wissen. In ihrem Buch erläutern Isabelle und Danis die wichtigsten Etappen der Meditation und ihre Beziehung zum Menschen. Sie heben die Notwendigkeit der Stille hervor, um sich in einer Welt der Raserei, der Gewalt und der von Ängsten ausgelösten Unruhe wieder mit sich selbst verbinden zu können. Eine Meditation des vollen Gewahrseins ist wertvoll, weil sie jedem Menschen helfen kann, in seiner Art, mit sich selbst, mit anderen und mit der Welt zu sein, Fortschritte zu machen. Ich möchte den Autoren für ihren Beitrag danken. Ihren Beitrag nicht nur zur berühmten Bewusstheit (als ginge es um Strom), sondern zu einer Erhebung des Bewusstseins, das die Zukunft braucht, um nicht ohne Licht zu sein.

Pierre Rabhi

Ein paar Worte vorweg

Ich hatte das Glück, die Meditation sehr früh in meinem Leben entdeckt zu haben. Dies verdanke ich meist orientalischen Autoren und Werken, die geheimnisvoll anmuteten. Darin las ich über die Wirklichkeit, das Ganze, das Selbst, über besondere Seinszustände, über einen Weg, dem manche Menschen ihr ganzes Leben widmeten ... All das war mir so unbekannt, so unbegreiflich und unfassbar! Ich stellte mir viele Fragen, wurde immer neugieriger, und mein Wunsch, diese rätselhafte Welt zu erkunden, wuchs stetig. Zu jener Zeit, Anfang der 1980er Jahre, war die Meditation in Frankreich noch wenig verbreitet.

Meine ersten Erfahrungen, die ich in unterschiedlichen Traditionen machte, waren spärlich: Ich ließ Stille walten, aber bis auf eine gewisse Ruhe geschah nichts. Die Stille und die Regungslosigkeit erzeugten einen Zustand der Ruhe, ja sogar des Friedens, aber ich fühlte mich in meinem Körper nicht berührt. Erst viel später begriff ich, dass letzteres notwendig ist, um sich angesprochen zu fühlen.

1988 entdeckte ich die Faszientherapie und begegnete ihrem Begründer, Danis Bois. Ich begann eine Ausbildung in manueller Therapie und war sehr überrascht, dass die Tage unweigerlich mit einer Meditation begannen. Dieser tägliche Moment der Stille war ein Moment wahrhaftiger Arbeit und zielte darauf ab, die Wahrnehmung unserer Innerlichkeit, der Zustände unseres Körpers, seiner Ungleichgewichte und der inneren Bewegung, die ihn belebt, zu schulen. Auf diese Weise entstand eine Qualität des Gewahrseins und des Zuhörens, die für unsere therapeutische Praxis notwendig war. Gleich in der ersten Sitzung erhielt ich Zugang zu dieser inneren Welt, die mir bislang verborgen geblieben war und von der ich nicht einmal etwas ahnte. Ich würde sogar sagen, dass diese ganz natürlich für mich in Erscheinung trat, da ich keine weitere Anweisung erhalten hatte, als die, die Augen zu schließen. Ich hatte nichts Besonderes gemacht und dennoch öffneten sich Türen, ein Schleier lüftete sich. Im Laufe der folgenden Monate entdeckte ich meine eigene Tiefe, eine köstliche, berührende, bewegende und so belebende Welt. Als Anwenderin stellte ich fest, dass ich immer feiner hinhören konnte, und dass meine Berührung dadurch respektvoll und effizient wurde: Sie entsprach dem stillen Verlangen des Körpers, war tief und blieb dabei sehr sanft, und sie mobilisierte die Vitalität des Menschen in einer sehr positiven Weise.

Ich muss gestehen, dass, über die berufliche Bereicherung hinaus, diese Form der Meditation meine Beziehung zum Leben erschüttert hat. Ich habe sie in meinen Alltag und in mein Leben eingebaut. Denn in diesen Zeiten der Stille war das was ich empfand in Wirklichkeit eine wahrhaftige Erkundung des *Intimen*, d.h. *dessen was sich in unserem Wesenskern befindet, dessen was in jedem Menschen das Innerste ist*, aber auch des Intimen verstanden als *dieses Etwas im Menschen, das unendlich über ihn hinausgeht.*[1] Ich nahm endlich den Geschmack meiner Einzigartigkeit, meiner eigenen Gegenwart wahr und ich nahm auch, so unglaublich es auch schien, den Geschmack des Universellen wahr. Wie könnte ich diese unermessliche Sanftheit beschreiben, die jede Faser meines Wesens nährte, wie dieses Gefühl der Stabilität und der Fülle, das mich begleitete, wenn der Friede in mich hineinschmelzen kam, wie diese Freude, sich mit Leben vollgepumpt zu fühlen? Ich habe diese magischen Momente genossen. Ich habe mich mit diesem Nektar berauscht. Diese Momente nähren mich immer weiter. Eine sinnliche oder vielmehr eine sensible Beziehung zu meinem Leben hat sich eingestellt. Einhergehend mit einer Bewusstseinserweiterung erneuerte eine starke innere Verankerung meine Beziehung zu den anderen und zur Welt. Eine sensationelle Erfahrung, die ich durch das Schreiben dieses Buches teilen möchte.

Mit diesem Ziel vor Augen wollte ich den Menschen befragen, der diese Meditationspraxis entwickelt hat. Dafür hatte ich zwei Gründe. Der erste betrifft seinen Werdegang. Ich verkehre mit ihm seit nun dreißig Jahren und habe an dem großartigen Abenteuer teilgenommen, das darin bestand, die Philosophie und die Praktiken des Sinnlichen zu entwickeln. Und ich weiß, dass Danis Bois für viele ein Geheimnis bleibt. Zahlreiche Bücher und Forschungsarbeiten verschaffen Zugang zu seiner Philosophie, seinen Praktiken, seinen Konzepten und zu deren wohltuenden Wirkungen auf die physische

---

1   Meister Eckhart, 2000 , *Et ce néant était Dieu,* Paris : Albin Michel.

und psychische Gesundheit. Keiner hatte sich aber bislang mit der Frage beschäftigt, welchen Platz die Meditation wohl in seinem Lebenslauf eingenommen hat. Mir schien es unumgänglich, diesen Mangel zu beheben.

Der zweite Grund, weshalb ich ihn auf- und ersuchen wollte, war, dass ich ihm eine Gelegenheit bieten wollte, seine intime Sicht auf die Meditation frei auszudrücken. Denn auch wenn jedes Jahr Hunderte von Menschen zu seinen Begegnungen in Frankreich und im Ausland strömen, so bleibt doch die Meditation des vollen Gewahrseins, die er lehrt, wenig bekannt. Ich wollte sie mehr ins Rampenlicht rücken. Ich fragte ihn wiederholt, ob er mir ein Interview gewähren würde. Er war jedoch wenig geneigt, sich auf diese Weise zu zeigen, und es vergingen zwei Jahre, bis er schließlich meiner Bitte entsprach. Seine anfänglichen Vorbehalte verblassten, und er lud mich schließlich zu sich nach Hause ein, um mit mir zu arbeiten. So begann das Abenteuer der Entstehung dieses Buches. Es folgten Momente, in denen ich ihm Fragen stellte, und Momente, in denen wir entweder jeder für sich oder beide zusammen schrieben. Mit jedem Tag wuchs seine Lust, dieses Thema weiter auszuführen und das zu vermitteln, was er noch nie geschrieben hatte, so dass aus meinem Projekt ein sehr fruchtbares gemeinsames Schreiben wurde.

Jeden Morgen kam das Konzept des vollen Gewahrseins zur Anwendung. Wir meditierten zusammen. Es war ein sehr kreativer und fruchtbarer Moment, der unserem Tag seinen Impuls gab. Wir widmeten diesem Projekt unsere ganze Zeit, und wir fühlten uns von einer kreativen Dynamik belebt, die für das Arbeiten an seiner Seite ziemlich charakteristisch ist: einer Dynamik voller unvergleichlicher Freude, Vertrauen, Energie und Ausdauer.

Er hat sich so darauf eingelassen, dass es möglich wurde aufzuzeigen wie wichtig die Meditation des vollen Gewahrseins für sein Leben und sein Wirken war und worum es bei dieser Praxis geht. Das volle Gewahrsein ist nämlich nicht nur eine Art zu meditieren. Es ist auch eine Philosophie, welche die Essenz und das Herz des Sinnlichen darstellt.

Dieses Buch lädt ein, diese doch sehr besondere Welt zu entdecken, aber auch diesem unermüdlichen Forscher zu begegnen, welcher das Ungreifbare und das Unfassbare in sehr pragmatischer Weise angeht und eine Menschlichkeit vermittelt, die in ihrer Art, bei sich und bei der Welt zu sein, doch sehr besonders ist.

Ich möchte mich bei ihm bedanken für die Zeit, die er diesem Vorhaben gewidmet hat, für dieses unglaubliche Abenteuer des Inneren und für seine dauerhafte und aufrichtige Freundschaft.

Isabelle Eschalier

Einleitung

Die Meditation hat Einzug gehalten in unseren Alltag und in unsere Lebensgewohnheiten. Die Buchläden stellen Bücher über dieses Thema so aus, dass sie gut sichtbar sind, zumal sie häufig von den guten Auswirkungen der Meditation auf die Gesundheit berichten. Noch vor wenigen Jahren waren die Autoren, die über Meditation schrieben, Mönche, Geistliche, spirituelle Lehrer oder Jünger, die von ihren Erfahrungen berichteten. Heute sind die Autoren Doktoren, PhD, Akademiker oder Ärzte. Dass die Meditation eine zweitausendfünfhundert Jahre alte spirituelle Praxis ist, könnte dabei fast in Vergessenheit geraten.

Das Wort „Meditation" hat eine doppelte Abstammung. Es stammt einerseits vom lateinischen Wort ‚meditatio' ab, was so viel bedeutet wie nachsinnen, nachdenken, und andererseits vom Sanskrit ‚medha', die Weisheit.

Die *Meditationen über die Grundlagen der Philosophie* von Descartes bezeichnen mit diesem Begriff eine reflexive und introspektive Dynamik. Von dieser ausgehend arbeitet Descartes solide Grundlagen für die Erkenntnis aus, wobei seine Inspiration eine sowohl mathematische als auch metaphysische ist. Er beruft sich auf diese Meditationen, um zu beweisen, dass es Gott gibt, dass die Seele unsterblich ist, und dass das Subjekt denkt. Über das „denkende Subjekt" rehabilitiert Descartes die Subjektivität, indem er die Notwendigkeit betont, sich selbst eine Meinung zu bilden, statt diese auf eine von außen kommende Offenbarung zu stützen.

Der Begriff der Weisheit ist mit dem der Spiritualität sehr eng verbunden, wobei letzterer je nach Benutzungskontext verschiedene Definitionen abdeckt. Traditionell steht er in Verbindung mit den Religionen und den spirituellen Gemeinschaften, die sich auf eine Verbindung mit Gott, dem Göttlichen und einer transzendenten Wirklichkeit berufen. So wurden mit der Zeit die beiden Begriffe Religion und Spiritualität Synonym. In der Philosophie ist der Standpunkt ein anderer, da dort die Spiritualität für eine Trennung, ja sogar für eine Gegensätzlichkeit von Materie und Geist steht. So gesehen bezeichnet die Spiritualität eine Aktivität des Geistes. Im XX. Jahrhundert entstanden dann nicht religiöse spirituelle Ansätze, welche die humanistischen, ökologischen Strömungen sowie die natürliche Gesundheit umfassen. Diese Ansätze raten zu einer Verbundenheit mit sich selbst, mit anderen, der Welt und der Natur.

Der Buddhismus ist inzwischen in Europa weit verbreitet und nimmt für sich in Anspruch, eine nicht religiöse Spiritualität zu sein. Er versteht sich als eine Philosophie, die menschliche Werte wie Liebe, Toleranz und Mitgefühl vermittelt. In seinem Gefolge erschien die Achtsamkeitsmeditation, die laut Jon Kabat-Zinn[2] eine Praxis ist, die unmittelbar von einem von seinen Dogmen und Ritualen, von seiner Disziplin und Hierarchie bereinigten Buddhismus stammt.[3]

Heute bezeichnet die spirituelle Erfahrung ein inneres, für die Person erhebendes Erleben. Die Erfahrungen, von denen berichtet wird, vermitteln ein positives Empfinden: einen Zustand von Liebe, Gelassenheit und Fülle, letztendlich eine Erfahrung, die es dem Menschen ermöglicht, zurückzufinden zu seiner wahren Natur. Abraham Maslow[4], ein amerikanischer Psychologe, nennt diese Art von Erfahrung ein „Gipfelerlebnis". Er setzt sie in Verbindung mit veränderten Wahrnehmungszuständen, die zu einer holistischen Betrachtungsweise des Universums und zu der Einsicht führen, dass das Lebendige in jeder Hinsicht heilig ist.

Die Philosophen André Comte-Sponville und Luc Ferry begannen vor einigen Jahren eine Debatte um die „Weisheit

---

2   Jon Kabat-Zinn, emeritierter Professor der Medizin, ist der Vorreiter der Integration der Achtsamkeit (*mindfulness meditation*) in der Medizin.

3   Im französischen Sprachgebrauch wird für Achtsamkeitsmeditation der Begriff „Pleine conscience" (volles Bewusstsein) verwendet. Das ist für den Leser insofern wichtig, als im weiteren Verlauf der Autor den Begriff „Pleine Présence" dem Begriff „Pleine Conscience" gegenüberstellt und beide erläutert. (die Übersetzerin)

4   Abraham Maslow ist ein US-amerikanischer Psychologe und gilt als ein Gründervater der humanistischen Philosophie. Er ist auch bekannt für seine Erklärung der Motivation anhand des Beispiels der Bedürfnishierarchie.

der Modernen" mit dem gemeinsamen Anliegen, eine weltliche Weisheit bzw. Spiritualität hervorzuheben. So werden ein Gefühl inneren Friedens bei einem Waldspaziergang, eine intime, den Alltag transzendierende Tätigkeit oder ein meditatives Abenteuer, das über die gewöhnlichen Fähigkeiten hinausgeht, der weltlichen Spiritualität zugeordnet, sofern sich diese Zustände nicht auf eine religiöse Überzeugung berufen. Das moderne Verständnis von Meditation beruft sich auf den Säkularismus und stützt sich auf die Wissenschaft. Der säkulare Weise nimmt zunächst zur Kenntnis was die Wissenschaft über die menschliche Natur lehrt und mobilisiert sein Bewusstsein, sein Verständnis und sein Urteilsvermögen, um sein Leben zu gestalten statt es zu erdulden. So gesehen geht es bei der säkularen Meditation darum, die menschlichen Fähigkeiten zu perfektionieren, was die Freiheit des Denkens, die Freiheit des Bewusstseins sowie eine im Lichte der eigenen Reflexion gebildete Ethik nach sich zieht. Die moderne Meditation befolgt diese Dynamik und bevorzugt die mentalen Handlungen wie das Beherrschen und das Kontrollieren des Denkens, der Emotionen und der Verhaltensweisen, um das Wohlbefinden der Person und die Bewahrung ihrer Gesundheit zu begünstigen.

Diese Sichtweise wird durch die von Mathieu Ricard[5] ergänzt, welcher eine sensiblere Dimension hinzufügt. Er vertritt nämlich die Meinung, dass „die Meditation eine Übung ist, die es uns ermöglicht, bestimmte grundlegende menschliche Qualitäten zu pflegen und zu entwickeln."[6] Es geht darum, jene Qualitäten zu nähren, die wir alle in uns tragen, aber die latent bleiben. Die Meditation lädt dazu ein, diese Fähigkeiten zu reaktivieren und sie in eine menschlichere Sichtweise aufzunehmen, in der die sinnliche Faser bei der Entfaltung einer erfüllteren Menschlichkeit eine wesentliche Rolle spielt.

---

5   Matthieu Ricard, promoviert in Zellgenetik, Mönch des tibetischen Buddhismus und Mitglied des Mind and Life Institute, Verein zur Förderung von Begegnungen zwischen Wissenschaft und Buddhismus.
6   Ricard M., *Meditation*, Knaur, März 2011, S. 21.

Immer wieder stellt der Mensch die Frage nach dem Sinn seines Lebens. Matthieu Ricard sagt: „Unseren Charakter können wir uns nicht aussuchen, aber wir können stets den Wunsch haben, ihn zu verbessern."[7] Diese tiefe Reflexion führt uns dazu, unsere eigene Existenz zu verbessern und unsere Emotionen und unsere Kümmernisse zu kontrollieren. Nur unter diesen Bedingungen können wir ein gelasseneres Leben führen.

Die wissenschaftliche Literatur über Meditation und ihren positiven Einfluss auf die physische und psychische Gesundheit ist sehr ergiebig.[8] Zunächst wurden Studien in einem medizinischen Kontext geführt, bevor sie sich letztlich auch an nicht klinisch erfasste oder gar an „gesunde" Teilnehmer wandten. Es gibt inzwischen bereits mehrere tausend Referenzen, die den Weg öffnen für die nicht therapeutischen aber doch heilsamen Ansätze der Meditation.

Erste Forschungen über die Meditation wurden 1956 veröffentlicht, mehr als die Hälfte der gesamten Forschungen wurde seit 1994 publiziert, hauptsächlich in der Gestalt von Artikeln in wissenschaftlichen Zeitschriften. Etwa ein Drittel dieser Studien wurden auf dem US-amerikanischen Kontinent geführt und die am meisten studierten Praktiken sind die transzendentale Meditation, Yoga und die Achtsamkeitsmeditation (in diesem Buch aus übersetzungstechnischen Gründen Meditation der vollen Bewusstheit genannt). Letztere hat sich in den letzten zwanzig Jahren stark entwickelt und wird heutzutage mehrheitlich als Gegenstand der Studien gewählt.

Die Grundfrage, die sich durch dieses Werk zieht, steht in unmittelbarer Verbindung mit folgender Frage von Danis Bois: „Wie kultiviert man die menschliche Wärme und wie erntet man deren Früchte, um sie mit anderen zu teilen ?". Seiner Meinung nach dürstet es den Menschen nach menschlicher Wärme, die ein echter Grundstein des Zusammenlebens ist. So sagt eine Studentin: „Auf meinem Weg habe

---

7   Ibid., S. 20
8   Der wissenschaftliche Aspekt wird im Weiteren ausgeführt.

ich über die Wahrnehmung der Bewegung eine Art Glück verspürt, das unendlich sanft und sehr einfach ist. Dies lässt mich jeden Tag menschlicher werden und macht mir auf natürliche Weise Lust, meine Mitmenschen davon profitieren zu lassen."

Die in der Meditation des vollen Gewahrseins erlebte Erfahrung enthüllt eine Welt der inneren Wärme, bei der es einem warm ums Herz wird und die sich im ganzen Körper ausbreitet. Dabei stimuliert sie die Qualitäten der menschlichen Wärme. Die Praxis der Meditation des vollen Gewahrseins führt zu einer verkörperteren Menschlichkeit, bei der der Mensch sich seiner selbst, des Anderen und der Welt mehr gewahr wird. Sie mobilisiert das, was im Menschen am Größten ist.

Kapitel 1: Das volle Gewahrsein, eine zu erobernde Fülle

In Frankreich wird der Begriff „ pleine présence „ von mehreren Autoren gebraucht. Unter ihnen Fabrice Midal, der dazu aufruft, sich von der Achtsamkeit zu befreien, um in vollem Gewahrsein zu leben: „Denn Meditieren heißt nicht, „bewusst zu sein, sondern mit einem Gefühl des Gewahrseins in Berührung zu kommen, das die Gesamtheit unseres Seins, unseren Körper, unser Herz, unsere Gefühle und natürlich auch unseren Geist umfasst".[9] Dem Nachdenken zieht er das Fühlen vor. In diesem Zusammenhang bezeichnet das volle Gewahrsein eine hohe Qualität aufweisende, nicht bewertende Aufmerksamkeit für den gegenwärtigen Augenblick, in einer ganzheitlichen, statt intellektuellen oder mentalen, sensorischen Erfahrung. Ein weiterer Autor, Richard Meyer[10], verbindet den Begriff des vollen Gewahrseins mit einem integrativeren Ansatz, der zwölf Formen von Psychotherapien umfasst. Er befürwortet das „stimmige Gewahrsein", um zu einem Zustand der Befriedung und der Gelassenheit zu gelangen.

Unter bestimmten Gesichtspunkten stammt die Meditation des vollen Gewahrseins, die Danis Bois vorschlägt, von der Achtsamkeitsmeditation ab. Wie sie versteht sie sich als nicht religiös. Wie sie mobilisiert sie die Aufmerksamkeitsressourcen sowie die Bewusstwerdung und lädt sie dazu ein, den gegenwärtigen Moment zu durchdringen. Die Meditation des vollen Gewahrseins bietet darüber hinaus wahre Neuerungen, indem sie die Beziehungsdimension der Präsenz bzw. des Gewahrseins in den Vordergrund stellt, die Wahrnehmung als vorrangig vor der Bewusstheit betrachtet und das Vorhandensein der inneren Bewegung als ihr Hauptmerkmal anerkennt.

---

9   Midal F., *Die innere Ruhe kann mich mal*, München, DTV, 2018, S. 77.
10   Meyer R., *La Méditation pleine présence*, Paris, Guy Trédaniel éditeur, 2013.

Volle Bewusstheit (Achtsamkeit) oder volles Gewahrsein?

Die meisten von uns machen zwischen den Begriffen Achtsamkeit (volle Bewusstheit) und volles Gewahrsein (volle Präsenz) keinen Unterschied und verstehen darunter dieselbe Form von Meditation. Auf vielen Internetseiten, die sich mit der Praxis der Achtsamkeitsmeditation befassen, werden die beiden Begriffe synonym verwendet, so dass unbedarfte Leser die Nuancen nicht zu erkennen vermögen. Die Achtsamkeitspraxis wird als eine Meditationspraxis und eine Lebenskunst vorgestellt, bei der es darum geht, von Augenblick zu Augenblick eine Haltung absichtlich zu kultivieren, die es uns ermöglicht, unsere Erfahrung präsent und aufmerksam zu erleben.

Von welchem Bewusstsein sprechen wir?

Zahlreiche umgangssprachliche Redewendungen verwenden den Begriff „Bewusstsein". So bedeutet der Ausdruck „bewusst sein" die Risiken bzw. die Folgen seiner Handlungen zu kennen; „das Bewusstsein verlieren" in Ohnmacht fallen und „jemandem ins Bewusstsein kommen" soviel wie sich an jemanden erinnern.

Über diesen umgänglichen Gebrauch hinaus ist Bewusstsein ein komplexer Begriff. Das Bewusstsein kann verstanden werden als Selbstbewusstsein, welches die Fähigkeit bezeichnet, uns unserer Handlungen aber auch der Welt, die uns umgibt, bewusst zu sein. Es kann auch als moralisches Bewusstsein verstanden werden. In dem Fall benennt es die Fähigkeit des Menschen, sein Leben nach bestimmten Werten zu führen. Es gibt auch ein psychisches Bewusstsein, welches die Fähigkeit kennzeichnet, sich seine Handlungen und Gedanken vorzustellen. Bewusst werden heißt auch frei wählen zu lernen, Entscheidungen treffen zu können und seinen Platz in seinem Leben einzunehmen.

So ist das Bewusstsein schwer zu umreißen, denn es kann eine moralische, psychische, reflexive Färbung annehmen und im unmittelbaren Augenblick oder zeitlich versetzt angewendet werden.

Warum wird dem Begriff Bewusstsein der der „Vollständigkeit" hinzugefügt?

Allgemein gesprochen ist das Bewusstsein bzw. die Bewusstheit die Fähigkeit sich wahrzunehmen, sich zu identifizieren, zu denken und sich angemessen zu verhalten. In diesem Sinne umfasst es sämtliche objektive aber auch subjektive Phänomene insofern als die Bewusstheit über das Auskunft gibt was ist und was wir empfinden. So gesehen bezeichnet die erste Definition des Begriffs „voll" eine Fähigkeit, eine größtmögliche Anzahl an objektiven und subjektiven Phänomenen wahrzunehmen, die sich im Bewusstseinsfeld befinden.

Wenn das Bewusstsein mit der Aufmerksamkeit und einem qualitätsvollen Gewahrsein einhergeht, ist es in der Lage, die Flüchtigkeit der Phänomene, die sich im Laufe der Handlung zeigen, zu erfassen. In dem Fall bezeichnet der Begriff des „vollen Bewusstseins" die Fähigkeit, in der Unmittelbarkeit eine größtmögliche Anzahl an Phänomenen zu erfassen.

Dann löst das reflexive Bewusstsein das unmittelbare Bewusstsein ab. Es denkt über die Erfahrung nach. Dies führt zu neuen Einsichten und zu einem neuen Verständnis der Situation. Je mehr Sinn das Bewusstsein aus der Erfahrung zieht, umso mehr verdient es das Attribut „voll".

Wie wir gesehen haben, sind die Grenzen der Bewusstheit durchlässig. Es kann, im gegenwärtigen Moment oder zeitlich versetzt, eine moralische, psychische oder reflexive Färbung annehmen. Das volle Bewusstsein erkennt diese verschiedenen Färbungen und ermöglicht es uns, augenblicklich oder nach reifem Überlegen bewusst auf diese einzuwirken.

All diesen Bewusstseinsformen liegt das Selbstbewusstsein zugrunde. Das Selbstbewusstsein begründet das Existenzgefühl und ermöglicht es uns, ein konstantes und unmittelbares

Gewahrsein von uns zu uns aufrecht zu erhalten. In diesem Falle wächst die Fülle des Bewusstseins mit der Fähigkeit, uns im Grunde unserer eigenen Einzigartigkeit *selbst* wahrzunehmen und zu empfinden. Dann gelangen wir zum Selbstgefühl und zum Existenzgefühl inmitten unserer Innerlichkeit.

Spirituell gesehen, bezeichnet das volle Bewusstsein eine Schärfe, die Zugang verschafft zu einem reinen Bewusstsein. Dieses ergibt sich, wenn das Bewusstsein sich seiner Ideen, seiner Vorurteile, seiner Emotionen und Vorstellungen entledigt hat.

Von welchem Gewahrsein, von welcher Präsenz sprechen wir?

Gewöhnlich ist der Begriff der Präsenz fast eine geographische Angabe, welcher die Tatsache bezeichnet, dass jemand an einem Ort oder in einer Situation zugegen ist: Wenn wir an einem Ereignis oder einer Feier anwesend sind, „zeigen wir Präsenz". Doch Präsenz kann weitaus mehr bedeuten. Unsere Präsenz kann beispielsweise unterstützend und tröstend sein und anderen Sicherheit vermitteln.

Phänomenologisch betrachtet bedeutet Präsenz Gewahrsein. So gibt es das *Selbstgewahrsein*, das uns ermöglicht, unsere eigene Existenz zu spüren. Das *Gewahrsein der Anderen* lässt uns die Andersartigkeit unseres Gegenübers wahrnehmen. Das *Gewahrsein der Welt* beschreibt wie wir uns auf die Welt einlassen und ein Teil von ihr sind. Und schließlich das totale Gewahrsein, das uns mit dem großen Ganzen verbindet und nicht so leicht zu erfassen ist.

Im Rahmen der Meditation des vollen Gewahrseins werden die Dimensionen des Gewahrseins in Bezug auf Zeit und Beziehung besonders hervorgehoben.

Das Gewahrsein in seiner zeitlichen Dimension

Die Praxis der Meditation besteht zunächst darin, die Aufmerksamkeit auf den gegenwärtigen Augenblick zu legen. Da sein, sich des Augenblicks gewahr sein, an einem bestimmten Ort, im vollen Bewusstsein dessen anwesend sein. Diese Qualität von Aufmerksamkeit gilt für sämtliche Formen der Meditation.

Vom rasanten Rhythmus unseres Lebens mitgerissen sind wir uns nicht immer der Bedeutung jeder Sekunde, die vergeht, bewusst. Dabei ist das Durchdringen des Gegenwartsmoments[11] der erste Schritt, um unser Leben besser zu verstehen.

Die Meditation verstärkt unser Gefühl für die verrinnende Zeit. Wir sitzen da, scheinbar untätig, und unsere gesamte Aufmerksamkeit ist auf das fokussiert, was wir gerade erleben. Diese Fokussierung verhält sich wie ein Mikroskop, das auf das geringste in unser Bewusstsein kommende Detail gezoomt wird. In genau diesem Moment entsteht ein bewusster Kontakt zwischen uns selbst und der Zeit, die vergeht. Dies aber nur unter der Bedingung, dass wir so wachsam sind wie der Angler, der sieht wie der Schwimmer unter die Wasseroberfläche gezogen wird, was ihn dazu zwingt, augenblicklich zu reagieren. Bei der Meditation geht es um Gefühle, Wahrnehmungen, Empfindungen, Erinnerungen und Gedanken, die es gilt zu erfassen, um sich derer im gegenwärtigen Augenblick ganz bewusst zu werden.

So bezeichnet Gewahrsein die Tatsache, sich dessen gewahr zu sein was sich im Augenblick abspielt, ein bisschen

---

11 Stern D., *Der Gegenwartsmoment – Veränderungsprozesse in Psychoanalyse, Psychotherapie und Alltag*, Frankfurt am Main, Brandes & Apsel Verlag GmbH, 2005. Nach Stern, list der Mensch in der Lage, unterschiedliche, aufeinander folgende Ereignisse von einer Dauer von jeweils 20-150 Tausendstel einer Sekunde wahrzunehmen. Das sind Grundeinheiten der Wahrnehmung. An sich verleihen diese dem Leben aber keinen Sinn. Wir werden von diesen kleinen Einheiten bombardiert. Eine Aufgabe des Geistes besteht darin, dem fast ununterbrochenen Strom von Stimuli einen Sinn zu geben. Es braucht eine Zeitspanne, damit diese auftauchenden Informationen einen Sinn ergeben können. Diese Zeitspanne oder Gegenwartsmoment dauert zwischen einer und zehn Sekunden, durchschnittlich jedoch etwa drei bis vier Sekunden. Es ist die Zeit, die wir brauchen, um die unterschiedlichen Wahrnehmungsstimuli sinnergebend zu bündeln und um die funktionalen Einheiten unserer Verhaltensweisen zu verstehen.

so wie ein Musiker, der seine Partitur beim Spielen entdeckt. Es ist aber noch mehr als das: es bedeutet insbesondere eine Beziehung der Tiefe zum eigenen Körper zu pflegen, wobei letzterer dabei auch zum Selbsterfahrungsort wird.

Heraklit, ein Philosoph der griechischen Antike, sagte sich, als er in die Strömung des Flusses schaute, dass niemand jemals zwei Mal in den gleichen Fluss steigen kann. Damit erwähnte er den unfassbaren Charakter der verrinnenden Zeit und hob hervor, dass vergangene Zeit sich niemals wiederholt. Heraklit bedient sich dieser Metapher, um unser Denken in Bewegung zu versetzen, so dass es sich an den Strom des vergehenden Lebens anpasst.

Ist das aber ein Grund, dieser dahinrasenden Zeit hinterher zu hetzen? Nein, im Gegenteil. Wir müssen entschleunigen und uns niederlassen, um diesen fließenden Strom besser beobachten zu können. Genau das schlägt die Meditation vor: sich Zeit nehmen zu beobachten und sich von dem was sich in dieser Pause dem Bewusstsein gezeigt hat, eine andere Richtung einschlagen lassen. Das heißt, dass wir gewissermaßen unser Leben wieder in die Hand nehmen und aus der Zeit einen Ort der Erfahrung machen, welcher den Sinn unseres Lebens vermittelt.

Während der Meditation sind wir in der Unmittelbarkeit. In dieser Unmittelbarkeit wird uns jede Sekunde bewusst und wird somit zum Ort einer inneren Erfahrung. Dieser Moment, in dem wir uns zum Komplizen der Gegenwart machen, vermittelt manchmal das Gefühl, dass der Augenblick zum kostbarsten Moment unseres Lebens wird.

Das Gewahrsein in seiner Beziehungsdimension

Die Meditation des vollen Gewahrseins bevorzugt die Beziehungsdimension des Gewahrseins. Wir haben weiter oben erläutert, wie es bei der Meditation zunächst darum geht, die Zeitlichkeit des gegenwärtigen Moments zu kontaktieren und sich derer gewahr zu werden. Nun geht es darum, den Begriff des Gewahrseins im Hinblick auf den Beziehungsmodus anzugehen. Dabei entsteht eine qualitative Beziehung zu uns selbst, zu anderen, zur Welt. Diese Beziehung erfordert ein hohes Engagement und ein großes Interesse für das Leben, das eigene wie das der anderen. Sich der anderen gewahr sein ist leicht zu begreifen: Wir wissen auf ganz natürliche Weise, ob wir einem Menschen nahe sind oder nicht. In der gleichen Weise können wir die Menschen erkennen, die uns wohlgesonnen sind.

Der Begriff des Selbstgewahrseins ist abstrakter, weil intim und privat. Manchmal sind wir hart zu uns selbst oder wir verurteilen uns. Das erzeugt negative Gedanken und führt zu einem Verlust des Selbstwertgefühls. Diese Anzeichen sind die ersten Kehrseiten eines mangelnden Selbstgewahrseins. Sich seiner selbst gewahr sein heißt sich selbst gegenüber wohlwollend verhalten.

Aber jenseits dieses psychologischen Aspektes, der ein echtes Problem in der Beziehung zu uns selbst widerspiegelt, kommt es vor, dass wir in uns eine Leere spüren, als wären wir von unseren Gefühlen, unseren Empfindungen und unserem Wunsch zu kommunizieren abgeschnitten. Beim Aufwachen schon haben wir deutlich den Eindruck, dass unser gewohnter Schwung uns verlassen hat und wir uns anstrengen müssen, um in die Gänge zu kommen. Ohne es zu wissen sind wir dann von uns selbst abgeschnitten und verlieren somit auch unsere Unternehmungslust.

Menschen, die täglich meditieren, haben es leichter, das Selbstgewahrsein zu fassen. Sie wissen sofort, ob sie sich ihrer selbst gewahr sind oder nicht. Langeweile, mangelndes Interesse oder eine uns einnehmende Sorge geben uns das Gefühl, weit weg von uns zu sein und sind Zeichen, die darauf hindeuten, dass die Qualität unseres Selbstgewahrseins gelitten hat.

Im Gegensatz dazu geschieht es manchmal, dass, sobald wir die Haltung eingenommen und die Augen geschlossen haben, wir in einem Zustand von Wohlbefinden, Liebe, Fülle baden, wodurch ein echtes Selbstgefühl geweckt wird. Das ist das sichere Zeichen, dass wir uns unser selbst gewahr sind.

In unserem Alltag widerspiegelt sich die Qualität unseres Gewahrseins in der Weise, wie wir uns von unserem Leben angesprochen fühlen, wie wir uns darauf einlassen und auch in dem Wunsch, positiv mit unserer Umgebung zu kommunizieren.

Mit seinem Körper in Verbindung sein, um besser zu kommunizieren
Sonia hatte eine sehr festgefahrene Meinung über ihren Körper. Ihr Körper, der in einem steifen Korsett eingesperrt war und jeglichen Gefühls und Ausdrucksfreiheit entbehrte. Manchmal kam es sogar vor, dass sie sich in ihrem eigenen Körper fremd fühlte. Erst nach Jahren des Kampfes erkannte sie die Bedeutung ihres Körpers und dessen beträchtliche Rolle bei ihrer Suche nach einer identitären Verankerung. Es wurde ihr klar, dass ihre Schwierigkeiten in Beziehungen sich erst dann ändern würden, wenn sie ihre Beziehung zu sich selbst und ihrem Körper veränderte. Sie begriff dann, dass das beste Mittel, sich der Leute, die sie umgaben gewahr zu sein, darin bestand, mit diesem Körper, für den sie anfing Mitgefühl zu empfinden, wieder Beziehung aufzunehmen

Warum wird dem Begriff „Gewahrsein" der Begriff der Fülle hinzugefügt?

Carl Rogers[12] hat den Begriff des „guten Lebens"[13] („full life" – also eigentlich volles Leben)[14] geprägt. Darunter verstand er eine Lebenskunst, die von einem dynamischen und positiven Prozess getragen wird, welcher dazu neigt, die schönsten Potentialitäten des Menschen sich entfalten zu lassen. Der Philosoph Louis Lavelle[15] gebraucht den Ausdruck „die to-

---

12   US-Amerikanischer, humanistischer Psychologe, der den personenzentrierten Ansatz und die Non-Direktivität im Gespräch eingeführt hat.
13   Roger C., *Entwicklung der Persönlichkeit*, Malakoff, Inter Éditions, 2005.
14   Anmerkung des Übersetzers
15   Lavelle L., Die Gegenwart und das Ganze. Entwurf einer Philosophie des Seins und der Teilhabe, Schwann, Düsseldorf 1952.

tale Präsenz des Seins" und bezeichnet damit dessen universellen Charakter, der sich als Freude manifestiert. Das volle Gewahrsein, das wir für uns in Anspruch nehmen, reiht sich in die Aufzählung dieser Begriffe ein.

Welchen Unterschied sollten wir erkennen zwischen dem vollen Gewahrsein und der Präsenz wie sie für gewöhnlich verstanden wird? Was bewirkt, dass die Beziehung „voll" wird? Das volle Gewahrsein bedeutet mehr als einfach nur an einem Ort physisch anwesend zu sein. Es entwickelt die Qualität der Präsenz in einer Beziehung weiter. Es handelt sich dabei um eine warmherzige und nährende Präsenz, die sich in einem Beziehungsleben entfaltet, welches unserer Menschlichkeit würdig ist. Sie entwickelt Qualitäten des Zuhörens und des Wohlwollens sowie einen ausgeprägten Willen, von der Beziehung zu lernen. In dieser Beziehungsdynamik werden wir zu involvierten, berührten Akteuren, die sich von dem was sie in sich wahrnehmen angesprochen fühlen.

Das volle Gewahrsein betrifft auch das Denken. Indem wir das Bewusstsein unseres Körpers und unseres Denkens entwickeln, bekommen wir Zugang zu einem feinen Gleichgewicht, in dem das Denken empfunden und die Empfindung gedacht wird. Für William James ist die Sensibilität des Körpers von entscheidender Bedeutung. Er meint, dass, wenn wir dem Leib seine Sensibilität wegnehmen würden, wir von der Sensibilität der Seele mit allen daran geknüpften Gefühlen abgeschnitten wären. Das wäre, so sagt er, als würden wir „die Existenz eines reinen Geistes führen, welcher lediglich denkt und erkennt".[16] So verstehen wir, dass die sinnliche Dimension des Körpers untrennbar mit dem vollen Gewahrsein verknüpft ist und dass die Vereinigung zwischen Körper und Geist durch diese Vermischung stattfindet.

Wenn wir von der inneren Bewegung belebt werden, erforschen wir das Herz des vollen Gewahrseins. In diesem besonderen Zusammenhang wird unter dem Begriff „volles Gewahrsein" das Gewahrsein verstanden, das aus der Beziehung zur inneren Bewegung entsteht. Die Menschen, die mit der

16   James W., *Psychologie*

Bewegung in Kontakt kommen, berichten, dass sie sich ihrer selbst voll gewahr werden und dass sie im Hintergrund ein starkes Existenzgefühl empfinden.

Kleine Lektion über die Rolle der Wahrnehmung

Gewöhnlich ist in der Praxis der Meditation das Bewusstsein der bevorzugte Weg, die Körper- und Denkzustände zu erforschen. Die Wahrnehmung tritt dabei eher in den Hintergrund. Wird sie erwähnt, so wird sie dem Bewusstsein gleichgesetzt. Diese Begriffsdurchlässigkeit führt zu Redewendungen wie „perzeptives Bewusstsein"[17] oder „bewusste Wahrnehmung"[18].

Die Meditation des vollen Gewahrseins kommt den Überlegungen von Maurice Merleau-Ponty[19] nahe, welcher der Wahrnehmung den Vorrang über das Bewusstsein gibt. In diesem Fall ist sich der Meditierende seiner Wahrnehmung bewusst. Es ist nicht schwer zu begreifen, dass man etwas wahrgenommen bzw. empfunden haben muss, bevor man sich dessen bewusst sein kann.

Wenn wir die Schönheit einer Landschaft bewundern, den Duft einer Blume riechen, einen Baumstamm streicheln, dem Vogelgezwitscher zuhören oder eine köstliche Frucht genießen, so können wir dies nur über die fünf sogenannten exterozeptiven Sinne.[20] Die Sinne ermöglichen es uns, die Welt

17   Jeannerod M., *Le Cerveau intime*, Paris, Odile Jacob, 2002.
18   Changeux J.-P., *Raison et plaisir*, Paris, Odile Jacob, 2002.
19   Merleau-Ponty M., *Phänomenologie der Wahrnehmung*, Gruyter – de Gruyter Studienbücher, 2011.
20   Die fünf exterozeptiven Sinne (das Sehen, das Hören, der Geschmack, das Riechen und das Tasten) ermöglichen es uns, die Informationen aus der Außenwelt zu erfassen. Es gibt Studien, die zeigen, dass der am meisten benutzte Sinn der Sehsinn ist (83%), gefolgt vom Hörsinn (11%), dem Riechsinn (3,5%), dem Tastsinn (1,5%) und dem Geschmackssinn (1%). Andrew Pruszynski J. A. et Johansson R. S., " Edge-orientation Processing in First-order Tactile Neurons ", *Nature Neuroscience*, 2014.

zu erfassen und je nach Empfindsamkeit die Nuancen zwischen hören und zuhören, zwischen sehen und betrachten, zwischen berühren und berührt werden, zwischen schmecken und genießen zu erfassen.

Wollen wir nun unsere Beziehung zur Außenwelt verbessern, so müssen wir seltsamerweise unsere Aufmerksamkeit auf unsere Innerlichkeit lenken. Die Natur hat uns mit in den Organen und im Gewebe befindlichen sensorischen Rezeptoren ausgestattet. Über diese nehmen wir unsere Innenwelt wahr. Dank dieser Strukturen werden wir über die Position des Körpers im Raum, über die Bewegungen, die Spannungszustände des Gewebes informiert: Das ist die *Propriozeption* oder Eigenwahrnehmung.

Sherrington verdanken wir die Entdeckungen der anatomischen und physiologischen Elemente der Propriozeption. Er nannte sie auch den „sechsten Sinn". Dieser Sinn wurde durch die Vulgarisierung von Oliver Sacks[21] weit bekannt. In seinem Bestseller erzählt er die Geschichte von Christina, die aufgrund einer Krankheit ihre Eigenwahrnehmung verliert. Damit verlor sie die Fähigkeit, mit geschlossenen Augen die Position ihres Körpers zu erkennen. Sie hatte auch kein Selbstgefühl mehr.

Wir verdanken nämlich der Propriozeption die Fähigkeit zu spüren, dass wir unseren Körper bewohnen, die Fähigkeit, ihn zu kennen, ihn im Raum zu verorten oder ganz einfach mit und durch ihn zu existieren – letztendlich die „Selbstgewissheit".[22]

Führen wir unsere Reise in das Körperinnere fort, so finden wir dort weitere sensorische Rezeptorzellen, die für die interozeptive Wahrnehmung zuständig sind.[23] Dank dieser

21   Sacks O., *Der Mann, der seine Frau mit einem Hut verwechselte*, Rowohlt Verlag, Reinbek 1987
22   Roll J.-P., „ Le sentiment d'incarnation : arguments neurobiologiques „, *Revue de médecine psychosomatique*, 35, 1993, p. 75-90.
23   Laut dem Wörterbuch Larousse ist die Interozeption der Bereich der Sensibilität, der sich auf die Wahrnehmung durch das Nervensystem von Veränderungen bzw. Signalen bezieht. Dabei werden die Veränderungen und Signale, die von den Eingeweiden kommen, vom vegetativen Nervensystem

interozeptiven Wahrnehmung werden wir uns unserer inneren organischen Zustände bewusst, welche unseren psychischen Zustand beeinflussen (angenehm, unangenehm, angespannt, entspannt).

In der Meditation ermöglichen diese Sinne es uns, unseren Körper im Raum zu verorten, uns selbst in unserem Körper zu positionieren und die aus unserer Innerlichkeit kommenden organischen Wirkungen zu empfinden. Im Allgemeinen wird die wesentliche Rolle, die das Sensorische in der Meditation übernimmt, nicht ausreichend beachtet. Die Meditation des vollen Gewahrseins stützt sich vorrangig auf das Sensorische in all seinen Facetten, um eine Körperwahrnehmung zu entdecken und zu erkunden, die manchmal ein ganzes Leben verändert.

Die Wahrnehmung unserer Innerlichkeit, Quelle der Versöhnung mit unserem Körper

Robert litt unter einer sehr schmerzhaften Krankheit und befürchtete, bald den Rest seines Lebens im Rollstuhl verbringen zu müssen. Seinen Körper nahm er als unbeweglich, unbewusst und unempfindlich wahr und er verstand, dass er auf Abstand zu sich selbst gegangen war. In seinem tiefsten Inneren jedoch wünschte er sich, dass sein Körper und sein Geist sich vereinen, verstehen, harmonisieren und sich gegenseitig empfinden könnten. Aber er empfand nichts.

Je mehr er die Meditation entdeckte, um so mehr bereicherte er seine innere Wahrnehmung. Er entdeckte ein Universum von bislang unbekannten Wahrnehmungen. Von nun an fühlte er sich seines Körpers *gewahr* und in seinem Körper *präsent*.

Dann stellte er fest, dass die Symptome, unter denen er litt, verschwunden waren, und er fand einen neuen Sinn in seinem Leben. Heute, so sagt er, verdankt er diesen neuen Sinn der Begegnung mit der inneren Bewegung. Für ihn

---

erfasst, und die, die von den Muskeln, Sehnen und Gelenken kommen, von dem zentralen Nervensystem.

ist diese Begegnung „das Schönste was man sich in diesem Leben erhoffen kann".

Seitdem ist das Leben für ihn immer einfacher geworden und ist es wert, in jeder Sekunde ausgekostet zu werden.

Und der Platz des Körpers...

Was heißt das, „einen Körper zu haben"? Oft wird der Körper als eine Nutzmaschine wahrgenommen, als ein Ausführungsorgan, das sich den Befehlen der Person zu unterwerfen hat. In Wirklichkeit stellt diese Beziehung zum Körper eine *nicht vorhandene* Beziehung dar, da der „Eigentümer" des Körpers nicht die geringste Anstrengung an den Tag legt, ihn wahrzunehmen, bzw. ihm nur sehr wenig Aufmerksamkeit schenkt. Schmerz ist praktisch das einzige Gefühl, das wahrgenommen wird.

Im Gegensatz dazu setzt der Ausdruck „seinen Körper erleben" die Annahme voraus, dass der Körper empfunden wird, wobei diese Empfindungen hauptsächlich auf die physischen Zustände reduziert sind: Anspannungen, Schmerzen, Genuss, Entspannung. Erst wenn wir „den Körper bewohnen" wird er zum Ort des Selbstausdrucks, mit dem eine feinere Wahrnehmung einhergeht. Dann wird der Körper sinnlich, zu einem inneren Resonanzkörper, der aus seiner Tiefe kommende Informationen liefert. Dann sind wir dazu in der Lage, eine reiche Palette von positiven und wohltuenden inneren Tonalitäten wahrzunehmen.

Daraus erschließt sich, dass es nicht nur um einen „objektiven" Körper geht, der in der Lage ist, große Leistungen zu erbringen. Es geht um einen sinnlichen Körper, der mit subjektiven Erfahrungen, die uns wirklich berühren, in Resonanz gerät. Dann wird der sinnliche Körper zu dem Ort, an dem Wahrnehmung und Denken sich miteinander verbinden. Das heißt, die sinnliche Erfahrung enthüllt eine Bedeutung, die vom Bewusstsein in Echtzeit erfasst werden kann. Der körperlichen Sensibilität und der menschlichen Involviertheit im Erkenntnisprozess einen Platz zu geben eröffnet neue Perspektiven des Seins.

Das volle Gewahrsein setzt die Wahrnehmung des Körpers in das Zentrum des Weges zu sich selbst und zum anderen. Dabei stellt es folgende zentrale Frage: „Was geschieht im Körper während der Meditation?" Dieses Eintauchen in die Innerlichkeit bestätigt die Worte von William James, für den „jedes Bewusstseinsfeld zunächst ein Zustand oder eine Verfassung des Körpers ist".[24]

Gleichermaßen erschien in den 1980er Jahren das Modell der *embodied cognition*[25], die für ein Denken wirbt, welches vom Körper kommt. Varela[26] vertritt die These, dass der Körper nicht im Dienst des Geistes steht. In diesem Fall ist der Körper nicht der Untergebene eines losgelösten Geistes, sondern Bestandteil der Kognition: Wir denken und empfinden die Dinge dementsprechend was in unserem sensorischen und motorischen System geschieht.[27]

In der Phänomenologie spricht man vom „Leib". Dieser umfasst mehr als ein Herz, das schlägt, eine Lunge, die atmet, und Gelenke, die sich bewegen. Es handelt sich dabei um einen sensiblen, sinnlichen Körper, der voll und ganz und ohne unser Wissen an unserem Beziehungsleben und an unserer Reflexion beteiligt ist.

---

24 James W., cité par Odrej Svec, *Phénoménologie des émotions*, Presses universitaires du Septentrion, coll. „ Philosophie contemporaine „ 2013, p. 90.
25 „Verkörperte Kognition": aus der Kognitionspsychologie stammendes Konzept, das sich auf die Gedanken (Kognition), die Gefühle (Emotionen) und den Körper (wahrgenommenen Körper) bezieht und auf unsere sensorischen Erfahrungen und unsere Körperstellungen beruht. Diese Strömung zeigt auf, wie die sensomotorischen Erfahrungen die Art zu denken beeinflussen.
26 Francisco Varela, Dr. der Biologie an der Harvard University, war Forschungsleiter am CNRS (Nationales Zentrum für wissenschaftliche Forschung in Frankreich) und am Labor für knotive Neurowissenschaften für zerebrale Bildgebung am Hôtial de la Salpêtrière. 1987 war er Mitbegründer des *Mind and Life Institute*, das beauftragt wurde, die Verbindung herzustellen zwischen der modernen Wissenschaft und dem Buddhismus.
27 Renaldi R., „ La cognition incarnée ou quand la pensée vient du corps „, *Le cercle psy*, mai 2017.

Der Körper ist also tatsächlich der Ort, an dem wir uns selbst erfahren. Wir verspüren und fühlen uns lebendig durch ihn. Wie wir mit unserem Körper in Beziehung treten definiert das Ausmaß unseres Selbstgewahrseins.

Das Bewusstsein der körperlichen Nuancen, Öffnung hin zur Sanftheit

Aurore hat lange Zeit in einem instrumentalisierten Körper gelebt, der ihr zu Dienste stand und völlig abgespalten war von dem, was sie meinte zu sein. Da wurde ihr bewusst, dass sie nie gelernt hatte, ihrem körperlichen Empfinden zuzuhören. Die einzigen Gefühle, die ihr Körper ihr vermittelte, waren Schmerz oder Genuss. Andere Nuancen waren für sie undenkbar.

Allmählich entdeckte sie ihren Körper. Sie beschrieb das was sie erlebte als eine angenehme Erfahrung, da sie sich berührt fühlte. Dann entdeckte sie die Stille. Zu Beginn hielt sie die Aufgabe, zwanzig Minuten lang tatenlos auf einem Stuhl zu sitzen für ein surrealistisches und völlig unnützes Unterfangen. Aber statt in der Stille auf Leere zu stoßen fand sie Reichtum und eine intensive Sanftheit vor. Ihre Entdeckungsreise führte sie zu einem Punkt, wo ihr Körper zu einem sehr einfachen und sanften Ort des Genusses wurde, zu einem Ort von Entdeckungen, die ihrem Denken Stoff gaben, zu einem Quell von Liebe und Frieden.

Die Meditation des vollen Gewahrseins an der Kreuzung mehrerer Disziplinen

Die Meditation des vollen Gewahrseins versteht sich als säkulare Meditationsform, die an keine religiöse Tradition gebunden ist. Diese Art zu meditieren ist nicht aus dem Nichts geboren. Sie entstand aufgrund einer persönlichen Erfahrung und ist im Humanismus, der Phänomenologie und den edukativen Neurowissenschaften verankert.

Der Humanismus

Der Terminus „Humanismus" ist eine seit dem 18. Jahrhundert gebräuchliche Bezeichnung für verschiedene, teils gegensätzliche geistige Strömungen in diversen historischen Ausformungen. Gemeinsam ist ihnen eine optimistische Einschätzung der Fähigkeit der Menschheit zu einer besseren Existenzform zu finden. (Wikipedia)

1960 entstand dann, unter dem Einfluss von Abraham Maslow, Carl Rogers und mehreren anderen berühmten Psychologen die humanistische Psychologie.[28] Diese Forscher haben die Person wieder in das Zentrum der Psychologieforschung gesetzt und studieren vielfältige Gebiete als da sind das Bewusstsein, die Kreativität, die Interaktion zwischen Körper und Geist, die Freiheit und die Verantwortung, welche allesamt bislang nicht Gegenstand von Forschungen waren.

Diese Bewegung geht von dem Gedanken aus, dass jeder Mensch in der Lage ist sich selbst zu verändern und seine Situation zu ändern anhand der Richtungen, die er gewählt hat. Carl Rogers nennt diese angeborene Neigung, die das Individuum dazu antreibt unter Berücksichtigung seiner Fähigkeiten und Begrenzungen zur besten Version seiner selbst zu werden die „aktualisierende Tendenz". Dabei stimmt er mit der philosophischen Ansicht von Spinoza überein, welcher diese Wirkkraft als ein „Conatus" bezeichnet. Ebenso kommt er Jean-Jacques Rousseau nahe, der für eine positive menschliche Natur plädiert. Für ihn ist alles gut was von der Natur kommt. Die Natur hat den Menschen dafür geschaffen, glücklich und gut zu sein. In diesem Kontext bezeichnet das Natürliche das was nicht durch das Eingreifen des Menschen entsteht. Denn, so Rousseau weiter, ist die menschliche Natur erstmal unter die Hände des Menschen geraten, wird sie sich über kurz oder lang zu ihrem Nachteil verändern.

Die humanistische Strömung führt den Begriff der Perfektibilität weiter aus und hebt die Fähigkeit des Menschen hervor, es besser zu machen und besser zu werden angesichts seiner wahren Natur und seines Potentials. Diese Öffnung

---

28   The Association for Humanistic Psychology.

auf unendliche Möglichkeiten stellt den Menschen in einen Entwicklungs- und Veränderungsprozess, der nach Perfektion und einer natürlichen Bereitschaft sich zu entwickelt strebt. Unter diesem Gesichtspunkt hat die Natur des Menschen eine Plastizität. Die Meditation des vollen Gewahrseins optiert für eine Ethik des Vertrauens in die menschliche Natur. Sie mobilisiert das was im Menschen im Herzen seines Potentials am Größten ist. Der Mensch ist dafür geschaffen sich zu bewegen, sich zu verändern, sich in Bewegung zu versetzen. Dieser von Carl Rogers ausgesprochene Gedanke ist ein Lebensprinzip, das das Individuum und das Universum beseelt.

Rogers verwendet den Terminus „organismisch", um das zu bezeichnen was körperlich erlebt und empfunden wird. Dabei erahnt er eine psychophysische Totalität, die als ein Ganzes mit ihrer Umgebung interagiert. Im vollen Gewahrsein zeigt sich dieses Lebensprinzip in der Gestalt einer *inneren Bewegung*. Diese ist Träger eines Erneuerungsprozesses, der die Person zu einem größeren Wohlbefinden und zu mehr menschlicher Wärme führt.

Die Phänomenologie

Die Phänomenologie ist eine philosophische Strömung, die die Phänomene studiert, welche, im Zusammenhang mit dem singulär körperlich Erlebten und Empfundenen, mit dem Bewusstsein, der Subjektivität und den Bedeutungen verbunden sind. Sie ist sowohl eine Philosophie der Erkenntnis, da sie angesichts des Erlebten neues Wissen zugänglich macht, als auch eine Philosophie des Sinnes insofern als sie versucht, die Bedeutung dessen was da erlebt wurde zu erfassen.

Die Phänomenologie unterscheidet den *Leib* als den einzigen konkreten und wirklich erlebten Körper und den *Körper als Maschine*, der nicht wirklich bewohnt ist. Sie vertritt die Ansicht, dass es durchaus möglich ist, dass der Mensch seinen Körper nicht bewohnt, dass er von seinem Leben „an-abwesend" ist, sobald er den Kontakt mit seinem Erleben verliert.

Die Phänomenologie benutzt den Terminus „Intentionalität", um die Tatsache zu benennen, dass das Bewusstsein immer Bewusstsein-von-etwas[29] ist. Dieses Etwas kann ein äußerer Gegenstand sein: Wenn unser Blick auf einen Stuhl fällt, so wird dieser zum Gegenstand unserer Wahrnehmung. Das gleiche Phänomen ereignet sich, wenn unser Blick auf immaterielle Objekte fällt, wie z.b. auf die Stille, das Denken, auf körperliche Empfindungen und auf die Emotionen.

Die phänomenologische Haltung verhilft uns dazu, ein hellsichtiger und kritischer Beobachter der eigenen Haltung zu werden. Dann wird die Meditation der Erfahrungsrahmen, in dem die unsichtbare Welt dem Bewusstsein erscheinen kann. Diese Haltung stellt das Gewahrsein in das Zentrum der Beziehung.

Die Wahrnehmung, Quelle des Existenzgefühls
Anaïs hatte keine Wahrnehmung ihres Körpers. Sie hatte kein Empfinden für ihre sensorischen Wahrnehmungen. Auch war ihr nicht klar was die Bewegung ist. Nach mehreren Meditationssitzungen nahm sie Farben, Bewegung, die Weitung ihres Körpers, Wärme wahr. Da sagte sie, dass sie sich durch und über diese phänomenologischen Erfahrungen existieren fühlte.

Die edukativen Neurowissenschaften

Die Praxis der Meditation bedient sich notwendigerweise einer ganzen Reihe von inneren Instrumenten, als da sind: der Absicht (Intention), der Aufmerksamkeit, des Denkens, des Vorstellungsvermögens, des Gedächtnisses, des Bewusstseins und der Motivation. Häufig suchen die Leute, die meditieren, danach, sich der kognitiven Funktionen zu entledigen, um zum Absoluten, Unendlichen bzw. zur Leere zu gelangen, alles Wörter, die für Erfüllung stehen. Jenseits der Beanspruchung dieser kognitiven Aktivität, die man in den verschiedenen Formen von Meditation wiederfindet, stimuliert das

---

29   Husserl E., *Erste Philosophie* 1923/24.

volle Gewahrsein die menschlichen Potentialitäten sowie die Beziehungsmöglichkeiten über den Weg eines empfundenen, erlebten und verspürten Körpers.

Kapitel 2: Wie es zur Entdeckung der Meditation des vollen Gewahrseins und der inneren Bewegung kam

Danis Bois erzählt…

Ich bin in La Ville-aux-Clercs geboren, einem Dorf mit 800 Einwohnern an der Grenze zwischen dem Perche und dem Vendômois. Am 14. Februar 1949 gegen 10 Uhr in der Früh. Meine Mutter, Dina, war 1939 nach Frankreich gekommen. Sie hatte den Status eines spanischen politischen Flüchtlings. Mein Vater, Rémy, war der Dorffrisör und hatte sie im Lager kennengelernt, wo er Dolmetscherdienste leistete. Seine spanischen Sprachkenntnisse verdankte er dem Gatten seiner Schwester, welcher dem König Alfons XIII nahestand. So wurde mein Schicksal durch die zufällige Begegnung dieser beiden Menschen besiegelt.

In der Schule zeigte ich keine besonderen Lernfähigkeiten. Ich konnte mich noch so sehr bemühen, die Ergebnisse waren katastrophal. Auf die Hilfe meiner Eltern zu rechnen war illusorisch. Ihre Antwort war immer dieselbe: „Geh uns aus dem Weg, geh raus Ball spielen." Dadurch wurde ich zwar zu einer kleinen Fußballergröße im Auge meiner Kameraden, blieb aber ein schlechter Schüler. Einer meiner Lehrer hatte sich sogar den Luxus erlaubt, in mein Zeugnis mit roter Schrift folgenden Vermerk einzutragen: „Kann nicht besser". Diese Bewertung hinterließ unauslöschliche Spuren in mir. Ich fühlte mich gebrandmarkt.

Aufgrund meiner schlechten Schulnoten sollte ich mit 14 einen Test zur Berufsorientierung machen. Das Ergebnis war niederschmetternd: leichte Intelligenzminderung. Dieses Urteil bestätigte meinen Vater nur in seinem Vorhaben, dass alle seine Kinder in seine Fußstapfen treten und seine

Nachfolge antreten, um sein Werk fortzuführen. Als ich also mein Schulzeugnis in der Tasche hatte, wurde ich Frisörlehrling und gesellte mich zu meinem Bruder und meinen beiden Schwestern im Familienbetrieb. Das war eine schwierige Zeit, und die Erinnerung an meinen ersten Tag im Frisörsalon ist mir noch sehr gegenwärtig. Ich hatte das bittere Gefühl, nicht an meinem Platz zu sein, wollte ich doch entweder Fußballer werden oder einen Heilberuf erlernen.

Ich war 18, als ein weiteres Ereignis mein Schicksal prägte. Es geschah an einem Winterabend. Das Dach des Kirchturms war mit Schnee bedeckt. Die Glocken schlugen jede Stunde und zählten auf diese Weise die Zeit ab mit der Eintönigkeit eines abwechslungslosen Lebens. An jenem Abend verbrachte ich mit meinem Schwager Jackie, der etwas älter war als ich, einen ausgelassenen Moment. Er probierte den dreiteiligen Anzug an, den ich mir gerade neu gekauft hatte. So gekleidet sah er aus wie ein Minister, und das fand er lustig. Dann ging er und wir verabschiedeten uns, beide in guter Laune.

Ich war gerade dabei, ins Bett zu gehen, als jemand mit Faustschlägen gegen die Läden meines Zimmers hämmerte. Eine Stimme voller Panik schrie: „Jackie hat sich soeben das Leben genommen". Erstarrung, Elektroschock ... Wie konnte es sein, dass ich seine Verzweiflung nicht erkannt hatte? Im Nachhinein weiß ich, dass dieses Ereignis die Geburtsstunde meines Interesses für das Leben war. Bis zu jenem Tag lebte ich mit einer gewissen Sorglosigkeit. Von da an achtete ich wirklich auf die anderen. Mir wurde auch bewusst wie kostbar das Leben ist.

Einige Jahre später, als ich etwa 24 Jahre alt war, verbrachte ich den Großteil meiner Zeit auf dem Fußballplatz. Wenn ich nicht gerade arbeitete oder Fußball spielte, flüchtete ich in die Natur, auf der Suche nach Stille. La-Ville-aux-Clercs war umgeben von großen Wäldern, die zum Spazierengehen einluden. Am Ausgang des Dorfes führte ein Weg nach ein paar hundert Metern zu einer Lichtung. Dort gab es einen großen Teich voller Seerosen und Wildenten. Sobald ich mich ihnen näherte, flogen die Enten auf und verursachten dabei ein köstliches Geräusch. Dort setzte ich mich meistens hin, den Rücken gegen einen hundertjährigen Baum gelehnt. Ich fühlte mich so wohl und geborgen in dieser Stimmung, dass ich manchmal für lange Zeit die Augen schloss ... Möglicherweise meditierte ich damals schon, ohne es zu wissen.

In einem dieser kostbaren Momente hatte ich eine blitzartige Eingebung: „Es ist nun für dich an der Zeit, Deinen Traum zu verwirklichen." Diesem Traum kam ich jedes Mal dann näher, wenn ich mich nach einem Fußballspiel von den Physiotherapeuten des Clubs massieren ließ. Ich wollte diesen Beruf ausüben.

Es war nicht das erste Mal, dass ich diesen Traum hatte. Aber diesmal hatte diese Intuition etwas Gebieterisches; sie enthielt einen neuen Elan. Als ich den Rückweg antrat, hatte ich den Eindruck, über Hosenträger am Himmel aufgehängt zu sein, und meine Beine liefen mit einer überraschenden Schwerelosigkeit. Ich lief schnurstracks zum Apotheker, den ich gut kannte, da ich mit ihm regelmäßig Tischtennis spielte. Ich fragte ihn, was ich zu tun hatte, um Physiotherapie zu studieren. Er staunte, nahm sich aber die Zeit, mir sämtliche notwendige Informationen zu geben.

Daraufhin meldete ich mich unverzüglich in einer Schule an, die einen Fernlehrgang anbot, welcher auf die Hochschulaufnahmeprüfung vorbereitete. Ein paar Tage später erhielt ich ein riesengroßes Paket voller Bücher. Es war der Tag, an dem meine Tochter Nathalie geboren wurde, der 15. Juli 1973. Obwohl ich wenig Verbindung zum Himmel hatte, nahm ich das als ein Zeichen, dass alles gut gehen würde.

Damals wohnte ich in einem Häuschen in der Nähe des Loir, ein paar Kilometer nur von meinem Geburtsort entfernt. Ich verbrachte jeden Vormittag und einen Großteil meiner Nächte damit, mich auf die Aufnahmeprüfung vorzubereiten. Der kleine Junge, der doch in der Schule so mittelmäßig war, entpuppte sich als ein fanatischer Student. Das war eine intensive Zeit, in der ich voll eintauchte in die Welt der Bücher und über diese der Philosophie, der Wissenschaft und der Physik.

Ich versuchte das Unmögliche. Zumindest war das die Ansicht der Leute, die mich umgaben, und die sich fragten, was bloß in mich gefahren war. Meine Gattin und mein Freund Lionel waren die beiden einzigen, die mir ein gewisses Vertrauen entgegenbrachten. Lionel studierte Geisteswissenschaft an der Universität und praktizierte täglich die transzendentale Meditation. Damals stand ich diesem Thema mit gemischten Gefühlen gegenüber und dachte, Meditieren sei Zeitverschwendung. Zumindest ist es das, was ich immer wieder Lionel sagte, der zwei Mal am Tag 20 Minuten lang meditierte. Was motivierte ihn denn dazu, sein Leben auf diese Weise mit Momenten der Stille zu untermalen?

Trotz meines Unverständnisses fuhr er mit dieser Praxis fort und zog sich eisern zurück. Dabei nahm er jedes Mal einen großen Wecker mit, um die 20 Minuten auch sicher einzuhalten. Das war sein Ritual. Diese Zeiten der Stille, die er sich schenkte, kontrastierten mit der Aktivität, die ich an den Tag legte, um meinen Traum zu erfüllen. Ein paar Monate später bestand ich die Aufnahmeprüfung zur Überraschung aller und meldete mich in der Physiotherapieschule von Assas an.

Sequenz aus meinem Berufsleben

Ich hatte meine ganze Kindheit und Jugend auf dem Land verbracht. Als ich nun nach Paris ging, um dort zu studieren, was es das erste Mal, dass ich von zu Hause wegging. Das war eine radikale Veränderung. Bis dahin hatte ich allein gelernt. Hier nun, in Paris, fand ich mich in einem Auditorium wieder, das voll besetzt war mit Studenten, die alle viel jünger waren als ich und die es gewohnt waren, blitzschnell mitzuschreiben. Es ging alles sehr schnell, und die Lehrer sprachen auch viel zu schnell, so dass meine Aufzeichnungen nicht wirklich hilfreich waren. Zum Glück haben sich fünf Studenten meiner angenommen. Ich verdanke es ihrer Unterstützung, dass ich ein involvierter und leistungsfähiger Student wurde.

Gleich im ersten Studienjahr erkannte ich, dass die Physiotherapie meinen Erwartungen nicht entsprach. Die Praktika im Krankenhaus, die wir in regelmäßigen Abständen während der Ausbildung machen mussten, schürten meine Enttäuschung. Ich brachte diesen Kurs dennoch zu Ende, und machte das staatliche Examen. Mit diesem konnte ich mich dann für einen Osteopathie-Lehrgang bewerben.

Zum Abschluss meiner Physiotherapie-Ausbildung schenkte mir mein Freund Thierry, der mir so sehr geholfen hatte, ein Buch. Es hieß *Medizinalrat Kersten. Der Mann mit den magischen Händen*[30], der Autor war Joseph Kessel. Es erzählt wie Felix Kersten, Himmler's Leibarzt, dank seiner Hände Menschenleben rettete. Dieses Buch hat mich betroffen gemacht und irritiert. Es ging über das was wir in der Physiotherapie gelernt hatten – nämlich Muskelmassen mechanisch zu massieren, unter Zug zu setzen, zu komprimieren, weit hinaus: Kersten's Hände hatten eine außergewöhnliche Macht, die mich faszinierte. Diese Geschichte säte in mein Herz und in meinen Kopf die tiefe Hoffnung, solche Fähigkeiten zu erwerben. Auch ich wollte meinen, wenn auch bescheidenen Beitrag zum Wohlergehen der Menschheit leisten.

Die Entdeckung der inneren Bewegung über die Osteopathie

Die Osteopathie eröffnet eine faszinierende Welt. Sie beruht auf der Wahrnehmung einer inneren Bewegung im Gewebe, die als ein Kraftprinzip angesehen wird und der man exakt folgen soll. Die metaphysische Dimension dieses Phänomens, die ich über die Begründer der Osteopathie erfasste, war für mich eine richtige Entdeckung. Denn hinter dem von der Osteopathie geliebten Konzept „Bewegung ist Leben" zeigte sich, dass jenseits der Wiederherstellung der Beweglichkeit in den Gelenken und deren Wirkung auf die Gesundheit, alles was lebt in Bewegung ist und das Leben selbst sich durch Bewegung manifestiert.[31]

---

30 Kessel J., Medizinalrat Kersten. Der Mann mit den magischen Händen. Nymphenburger Verlag
31 Garner Sutherland W., *Ostéopathie dans le champ crânien*, Paris, Éditions

Der Begründer der Osteopathie, Andrew Taylor Still, gab diesem Konzept eine sogar noch weitere Perspektive, indem er ihm die Dimension Gottes hinzufügte: „Das Leben ist diese ruhige Kraft, die von Gott gesandt wird, um die Natur zu beleben."[32] Dieser Geist lenkte die ersten Schritte der Osteopathie und die der großen Persönlichkeiten dieser Therapie des Anfangs des 20. Jahrhunderts. Rollin E. Becker beschrieb diesen Geist wie folgt: „die Kenntnis des Göttlichen musste geweckt werden, damit dieses die Hände des Praktikers lenken könne."[33]

Sukzessive entdeckte ich die beiden Formen der Osteopathie. Zunächst entdeckte ich die strukturelle Osteopathie. Diese besteht darin, Manipulationen durchzuführen, indem eine äußere Kraft auf den Körper ausgeübt wird, um auf diese Weise die Freiheit des Gelenkes wieder herzustellen. Später dann, lernte ich die funktionelle Osteopathie kennen. Diese ist sanfter und berücksichtigt eine innere Kraft, die imstande ist, den Gesundheitszustand wiederherzustellen.

Letztere gefiel mir besser, denn sie entsprach der Ansicht der Begründer der Osteopathie, insbesondere Sutherlands, des Vorreiters der kranialen Osteopathie, der lehrte: „Erlaube der inneren physiologischen Funktion ihre unfehlbare Potenz zu manifestieren, statt blinde Kraft von außen anzuwenden." Unter meinen Händen wurde dies zu einer Selbstverständlichkeit: die Bewegung, die im Körper wahrgenommen wurde, war die Manifestation des Lebens, und die Hand musste mit dieser Kraft zurechtkommen, mit ihr umgehen lernen. Im Kontakt mit dieser lernte ich so zu berühren, dass ich die dem Gewebe innewohnenden Manifestationen erfassen konnte, die einer gewöhnlichen Wahrnehmung unzugänglich waren.

Sully, 2011. William Garner Sutherland (1873-1954) ist der Begründer der Osteopathie in der Schädelsphäre.

32   Still A. T., *Autobiographie du fondateur de l'ostéopathie*, Paris, Éditions Sully, 2017. Andrew Taylor Still (1828-1917) est le fondateur de l'ostéopathie.

33   Becker R. E., *La Vie en mouvement*, Paris, Éditions Sully, 2012.

Dieser Ansatz der Osteopathie war interessant, da er die Faszien[34] in den Vordergrund stellte. Wenn ich den Körper auf diese Weise berührte, belebte er sich, und es wurde ein ganzes Spiel von subtilen Impulsen und einer Vielzahl von inneren Bewegungen spürbar. Die Bewegung, die ich im Körper wahrnahm, war jedoch anders als die, die für gewöhnlich in der Osteopathie beschrieben wurde: sie war langsamer, inkarnierter und globaler. Sie war der Vorbote eines inneren Abenteuers.

Erste Erfahrung der Meditation

Mein Interesse für die Meditation erwachte, als ich im fünften Jahr der Osteopathie-Ausbildung war. Dieses Jahr war der Schädelarbeit gewidmet. Während der Ausbildung zeigte uns der Lehrer regelmäßig wie er arbeitete, indem er es uns vormachte. Er bat hierzu seine Schüler sich im Kreis um den Patienten zu setzen und eine meditative Haltung einzunehmen, um eine Qualität von Präsenz herzustellen. Während einer solchen Sitzung tauchte ich plötzlich in einen veränderten Bewusstseinszustand ein, den ich noch nie erfahren hatte, und aus dem ich Mühe hatte, wieder herauszukommen. Das war also die Begebenheit, die mir, fast zufällig, meine erste Erfahrung der Meditation bescherte.

In der Folge dieses Erlebnisses wurde die Meditation für mich eine alltägliche Erkundungsreise. Jeden Abend nach meiner Arbeit mit meinen Patienten zog ich mich zurück in mein Zimmer und praktizierte autodidaktisch. Ich legte mich auf mein Bett oder setzte mich in einen bequemen Sessel. Dann schloss ich die Augen. Diesen Moment der Innenschau nutzte ich, um den Zustand, in dem ich mich befand, und das was in mir geschah zu beobachten und zu begreifen. Es dauerte einige Monate, bis ich in meinem Körper Zugang

---

34 Das Wort „Faszie" kommt aus dem Lateinischen und bedeutet „Band, Bandage". Sie ist ein Gewebe, das die Muskeln, sämtliche anatomischen Bereiche bedeckt und sich auf das interstitielle Bindegewebe, die Aponeurosen, die Membranen, die Bänder, das Periost, das Blut und die Gefäße erstreckt.

zu neuen Gefühlen bekam. Diese entsprachen denen, die ich unter meinen Händen verspürte, wenn ich meine Patienten behandelte.

So eroberte ich Schritt für Schritt meine Innerlichkeit.

Die innere Bewegung – eine Gipfelerfahrung

Eines Abends, so gegen 21 Uhr, kam es zu einer unerwarteten Begegnung, die den gewohnten Verlauf meiner Meditation erschütterte. Ich bereitete mich gerade vor, wie üblich in Ruhe zu meditieren, als ich plötzlich spürte, wie ich innerlich erschüttert wurde.

Mein Bewusstsein wurde von einer Energiewelle erfasst, die mit einer extremen Langsamkeit meinen gesamten Körper in Bewegung versetzte. Mir erschien eine seltsame Welt, die mir für einen Augenblick den Eindruck vermittelte, ich würde schlafen, bzw. träumen. Sehr schnell begriff ich aber, dass diese Erfahrung real war und dass ich Teile von mir, die in Vergessenheit geraten waren, wieder entdeckte. Eine andere Art zu leben, bzw. lebendig zu sein enthüllte sich mir.

Es bot sich mir ein majestätisches Schauspiel an, in einer grenzenlosen Gelassenheit. Bislang hatte ich Emotionen empfunden, Gefühle, Empfindungen, allerlei energetische Manifestationen, nie aber hatte ich diesen inneren Tanz erlebt, der mich in meiner tiefsten Tiefe berührte. Meine Wahrnehmung war so geschärft, dass ich in der Lage war, meine Erfahrung aufs Genaueste zu beschreiben und die Choreographie dieses Tanzes bis in das letzte Detail zu befolgen. Eine langsame Bewegung, die so langsam war, dass sie an Bewegungslosigkeit grenzte, schlich sich in mein Fleisch ein.

Diese neue Wirklichkeit hielt an. Diese innere Bewegung war Tag und Nacht präsent, mit einer unglaublichen Sanftheit und Wärme. Sie enthüllte mir den höchsten Ausdruck meiner Menschlichkeit. All das war so groß, so unbekannt: Was war denn geschehen?

Obgleich die Antwort auf diese Frage auf sich warten ließ, so war doch der Prozess angestoßen, der mich dazu führte, mir diese Gründungserfahrung anzueignen. Er zeigte sich unaufhaltsam, wie ein Pfeil, den kein Hindernis davon abbringen würde, sein Ziel zu erreichen. Diese in mir verankerte Überzeugung hatte die Dynamik einer existentiellen Suche. Ich musste eine innere Wanderung unternehmen, indem ich das körperliche Bewusstsein weckte. Dieses Ereignis trotzte dem Verstand. Es erinnerte an eine „Gipfelerfahrung". Das ist der Terminus, den der Psychologe Abraham Maslow[35] benutzte, um bevorzugte Momente zu benennen, in denen der Mensch plötzlich und unerwartet auf seinen eigenen Gipfel gehoben wird, auf den Gipfel einer Empfindung, die sehr positiv und manchmal sogar mystisch ist. Wie alle anderen, die eine solche Erfahrung erlebt hatten, sprach ich mit niemandem davon vor Angst, meine Geschichte würde als Märchen abgetan werden. Und wie alle anderen auch gab ich meinem Leben eine andere Ausrichtung und strebte nach mehr Menschlichkeit.

Die Faszientherapie zu Beginn der 1980er Jahre

Die funktionelle Osteopathie bevorzugte ein Gewebe namens „Faszie". Dieses edle Gewebe veranlasste Andrew Taylor Still zu der Aussage, dass es mehr als eines Lebens bedürfe, um seine Bedeutung zu erfassen. Es war eine Herausforderung, mehr darüber zu wissen und das Geheimnis zu lüften, von dem es umgeben war.

Damals entwickelte ich die Faszientherapie[36] und schrieb mehrere Bücher. Hier ein Auszug aus einem derselben, in dem ich den Entdeckungsprozess erläutere: „Das Gewebe rollt sich nach Belieben auf und ein. Die Hand führt die Bewegung nicht an; sie begnügt sich, den Weg der Faszie[37] skrupelhaft zu

35   Maslow A., *L'Accomplissement de soi*, Paris, Eyrolles, 2013.
36   Bois D., *Concepts fondamentaux de fasciathérapie et de pulsologie profonde*, Paris, Maloine, 1984 ; Bois D., *La Vie entre les mains*, Paris, Guy Trédaniel éditeur, 1989 ; Bois D. et Berger E., *Une thérapie manuelle de la profondeur*, Paris, Guy Trédaniel éditeur, 1990.
37   Bois D., Josso M.-C. et Humpich M., Sujet sensible et renouvellement du moi. Les apports de la fasciathérapie et de la somato-psychopédagogie,

begleiten." Die Körperlichkeit zeigte sich bestehend aus einer unendlichen Vielfalt von bewegten Häuten, die aneinander entlang glitten und in jedem Augenblick intime Neuordnungen erzeugten.

Die Berührung der Faszientherapie linderte nicht nur den physischen Schmerz. Sie wirkte auch auf die psychische Entspannung. Sie löste nämlich im Gewebe eine Tonusreaktion aus, die die somato-psychische Sphäre der Person beeinflusste.

Infolgedessen wurden die Klienten aufgefordert, sich der Gefühle, die sie in ihrem Körper während der Sitzungen erlebten, bewusst zu werden. Dann wurden sie eingeladen, die Eindrücke, die sie spürten, und die Verbindungen, die sie zwischen ihren körperlichen Empfindungen und ihrem Alltagsleben herstellten, zu beschreiben.

Die psychotonische Berührung[38], die am Körper angewendet wurde, schien tatsächlich eine Auswirkung auf das psychische und emotionale Leben der Patienten auszuüben. Mit der Osteopathie behandelte ich den Organismus. Mit der Faszientherapie berührte ich die Person in einer physischen und psychischen Ganzheitlichkeit.

Ab dem Jahre 1982 wurde die Faszientherapie als Lehrgang angeboten, der sich an Physiotherapeuten, Osteopathen und Ärzte richtete, welche den Wunsch hatten, ihre Berührung als manueller Therapeut zu verbessern und die an der Arbeit mit den Faszien interessiert waren. In diese Ausbildungen nahm ich von Anfang an die Meditation mit auf. Vor dem theoretischen Unterricht sowie vor dem Praxisteil leitete ich eine Meditation an. Sie war der Vorbote der Meditation des vollen Gewahrseins wie ich sie heute vorschlage.

Ivry-sur-Seine, Point d'Appui, 2009, p. 54.
38   Courraud C., „ Toucher psychotonique et relation d'aide „, mémoire, Université moderne de Lisbonne, 2007.

Die sensorische Gymnastik: eine aktive Meditation

Um den Körper des Patienten in seiner Tiefe zu berühren, musste der Praktiker beim Behandeln seinen ganzen Körper einsetzen. Zu diesem Zweck musste eine angemessene Pädagogik entwickelt werden. Dies tat ich 1990, als ich physische Übungen einführte, die diese Ganzheitlichkeit ansprechen sollten. Den Lernenden wurde vorgeschlagen, sich auf ihren Körper zu konzentrieren, ihre Aufmerksamkeit auf ihre eigene innere Bewegung zu lenken und letztere in eine sichtbare Bewegung fortzusetzen. So nahm die aktive Meditation Gestalt an.

Marianne ist Physiotherapeutin und berichtet von jenem besonderen Moment, wo die Geste zur sichtbaren Struktur der inneren Bewegung wird: „Es war außergewöhnlich. Dieses Gefühl war mit nichts zu vergleichen was ich kannte. Die Bewegung lief langsam ab, und ich erinnere mich wie ich in eine andere Wirklichkeit eintauchte, in der Zeit und Raum eine neue Dimension bekamen. Eine Stunde wurde zu einer Minute und Teile meines Körpers wurden riesig, die Bewegungen, die ich ausführte, schienen endlos. Als diese Stunde zu Ende war, war ich völlig durcheinander."[39] Seit dieser Erfahrung hat Marianne einen anderen Blick auf ihren Körper, auf die Anatomie, auf die Weise, in der sie sich bewegt. Ihre Praxis bekam neuen Aufschwung.

Die meisten Schüler, die diesem Unterricht beiwohnten, hatten ähnliche Erfahrungen gemacht. Was sie berichteten ging in dieselbe Richtung. Sie benannten die Langsamkeit, mit der ihre Geste ablief, und entdeckten eine andere Art, die Anatomie zu betrachten, indem sie diese von innen heraus empfanden. Der Zugang zur Langsamkeit der Geste erlaubte es ihnen, sich ihres Körpers bewusster und ihrer selbst mehr gewahr zu sein.

Um diese neue Bewegungslehre zu vollenden, zog ich mich im Jahre 1994 für zwei Monate nach Ägina zurück. Eine Schülerin besaß auf dieser kleinen griechischen Insel in der Nähe

---

39 Duprat E. et Lefloch G., *Gymnastique sensorielle. Vers une écologie du vivant*, Autoédition, 2015, p. 47.

von Athen ein wunderschönes Haus, dessen Garten sich bis zum Strand erstreckte. Das Haus war groß genug, um etwa fünfzehn Leute zu beherbergen. Diese Mitarbeiter halfen mir, die ordnenden Prinzipien einer sensorischen Gymnastik[40] zu erkunden, die von der inneren Bewegung geleitet wurde.

Ein nicht informierter Beobachter könnte diese Bewegungslehre leicht für Tai Chi halten, da die Bewegung der sensorischen Gymnastik wie beim Tai Chi langsam und kodifiziert ist. Aber hier endet dann auch wieder der Vergleich, da der Motor der ausgeführten Bewegungen, die Natur der Energie und die Choreographie verschieden sind. Alles in allem ist die sensorische Gymnastik eine Art westliches Yoga, das es ermöglicht, der Sanftheit des Lebens zu begegnen.

Auf der Suche nach einer dem Körper entspringenden Sprache

Um es den Menschen zu ermöglichen, ihr Erleben in den Sitzungen manueller Berührung, sensorischer Gymnastik bzw. Meditation in Worte zu fassen, drängte sich mir eine neue Herausforderung auf. Es musste Raum für Sprache geschaffen werden.

Wie kann man am Besten eine Person darin begleiten, das was sie in ihrer inneren Welt vorfindet, in Worte zu fassen? Die Praktiker mussten darin ausgebildet werden, einen Raum für Sprache herzustellen, der sich mit dem Zuhören des inneren Dialogs messen konnte. So wurde die Praxis um eine Technik der verbalen Anleitung ergänzt, die ich die „informative Direktivität"[41] nannte. Diese Technik ließ eine Sprache aufleben, die authentisch und im Fleisch verankert und ver-

---

40 Noël A., *La Gymnastique sensorielle*, Ivry-sur-Seine, Point d'Appui, 2000. Eschalier I., *La Gymnastique sensorielle pour tous*, Paris, Guy Trédaniel éditeur, 2018.
41 Bois D., „ Corps sensible et transformation des représentations : proposition pour un modèle perceptivo cognitif de la formation d'adulte „ , mémoire de DEA, université de Séville, 2005.

körpert ist. Eine Sprache, die nicht den geringsten Abstand zuließ zwischen dem was im Körper wahrgenommen und dem was in Worte gefasst wurde.

Häufig empfinden die Menschen eine Gegensätzlichkeit zwischen dem was sie verspüren und dem was sie denken. Dann wissen sie nicht, welchem Teil von ihnen sie glauben sollen. Ihr Herz sagt ihnen dies zu tun, ihr Verstand das Gegenteil. Schwierige Situation ... Wenn Herz und Verstand nicht aufeinander ausgerichtet sind, können Beschwerden auftauchen. Daher ist es wichtig, Körper und Geist aufeinander abzustimmen.

Der große Umweg zur Spiritualität

Was mich beschäftigte war nicht *wie* man meditiert, da ich mich seit meiner Gründungserfahrung so fühlte wie Obelix, der in den Zaubertrank geplumpst war. Etwas Wesentliches hatte sich ereignet, und die Veränderungen, die sich in mir vollzogen hatten, ließen keinen Zweifel an dessen Wirklichkeit. So außerordentlich diese Erfahrung jedoch gewesen sein mochte und obwohl sie immer noch so fühlbar war, blieb ich jedoch vorsichtig und auf der Hut.

Die Spiritualität schien mir ein geeigneter Weg, um die Phänomene, die mein Leben umkrempelten, zu beleuchten.

Initiatische Reise in Frankreich

In den 1970er Jahren war das Trampen in Mode. Es reichte, den Daumen rauszuhalten und schon saß man auf der Rückbank eines Autos, das ins Unbekannte fuhr. So reiste ich durch Frankreich und wurde Sanitäter in Lourdes. Später verbrachte ich einige Zeit in verschiedenen Klöstern, in denen ich mir Momente der Stille und des Nachdenkens angedeihen ließ.

Es verschlug mich auch in den Larzac, zu Lanza del Vasto, einem Anhänger von Gandhi, der seinen christlichen Wurzeln treu geblieben war. Dort machte ich meine erste Erfahrung mit Umweltbewusstsein. Die Mitglieder der Gemeinschaft schoben altertümliche Karren, die von Pferden gezogen wurden. Andere stiegen auf die Dächer, die einer Reparatur bedurften. Zahlreiche Handwerker, Maurer, Schneider, Bäcker, Lehrer und so fort arbeiteten, um diesen Ort in Betrieb zu halten. Zu jeder vollen Stunde schlug eine Glocke, die die Einwohner dazu einlud, eine Minute lang in ihrer Tätigkeit innezuhalten, die Augen zu schließen und still zu werden. Über dieses spirituelle Leben hinaus funktionierte die Gemeinschaft autark in einem ökologischen Gleichgewicht.

Nach ein paar Tagen beschloss ich weiterzuziehen und mein Abenteuer fortzusetzen. Ich kam zum Mont Ventoux, nach Bédoin, in ein kleines Dorf im Süden, wo es sich angenehm lebte. Dort gab es ein Campingplatz, der besonders geeignet war für Menschen, die Stille und Lebensqualität suchten. Ich lief kreuz und quer durch den Platz auf der Suche nach einer geeigneten Stelle für mein Zelt, als ich eine Gruppe von Menschen sah, die sehr konzentriert Yoga übten. Etwas später traf ich auf eine weitere Gruppe, die ganz in ihren Tai-Chi Übungen vertieft war.

Zu dieser Zeit hatte ich angefangen, ein Buch zu schreiben, in dem ich von meiner Erfahrung der inneren Bewegung aus der Sicht der Spiritualität berichtete. Ich war gerade am Schreiben, als der Leiter des Campingplatzes vorbeikam, anhielt und mich fragte was ich da mache. Was ich ihm erzählte sprach ihn an, und er lud mich ein, am nächsten Tag einen Vortrag zu halten. Nach einer Woche hatte sich eine Gruppe gebildet und jeden Morgen widmeten wir uns eine Zeit lang der Meditation. So war Bédoin eine entscheidende Etappe meines Werdegangs sowohl in Bezug auf mein zukünftiges Interesse für die Meditation als auch auf die Entwicklung der Praxis, da ich bei diesem Aufenthalt meinen zukünftigen Mitarbeitern begegnete, mit denen ich dann fünfundzwanzig Jahre lang zusammenarbeiten sollte.

Begegnung mit der indischen und tibetischen Spiritualität

Seit meiner Gründungserfahrung war einige Zeit vergangen, da teilte mir ein Freund seinen Wunsch mit, nach München zu fahren, um einem indischen Weisen namens Babuji[42] zu begegnen. Er weckte mein Interesse und ich reiste mit ihm nach München. Ich war voller Neugierde, als ich mich inmitten von zweihundert Menschen befand.

Diese erste Begegnung beeindruckte mich sehr. Mein Bild eines spirituellen Meisters war das eines starken Menschen in bester Gesundheit, voller Lebenskraft, ja, fast unsterblich. Der Mann hingegen, vor dem wir saßen, war so schmächtig, dass einer seiner Jünger ihn in seinen Armen bis zum Sessel getragen hatte, der auf dem Podest stand. Es vergingen ein paar Minuten, bis der Meister mit schwacher Stimme die Sitzung mit einer einzigen Anweisung eröffnete: „Meditation".
Wie die anderen Anwesenden schloss ich die Augen und ging in die Stille. Magischer Augenblick, der mich an das Gefühl der Schwerelosigkeit und des Aufgehängtseins erinnerte, das ich damals hatte, als ich mich so getragen fühlte, dass ich den Eindruck hatte, mit „Hosenträgern am Himmel aufgehängt zu sein". In den ersten Minuten der Meditation tauchte ein anhaltender Schmerz in meinem linken Schlüsselbein auf. Dann ließ der Schmerz plötzlich nach und es tauchten Bilder auf, die mich in unbekannte Zeiten brachten. Dann beruhigte sich alles und mein Herz wurde von einer Bewegung belebt, die der ähnelte, der ich in meiner Gründungserfahrung begegnet war. Tränen liefen mir die Wangen herunter.

Diese Erfahrung irritierte mich so sehr, dass ich mich einige Monate später auf den Weg nach Indien machte, um im Ashram dieses Meisters zu meditieren. Dieser befand sich im Norden des Landes, sieben Zugstunden von New Delhi entfernt. Die Einfachheit dieses Menschen war offensichtlich, und die Tatsache, dass die einzige Disziplin darin bestand, regelmäßig und täglich zu meditieren, entsprach mir sehr. Da gab es keine Schnörkel, kein Ritual, keine Verpflichtung.

---

42   Babuji, Kosename von Ram Chandra, Gründer der *Ram Chandra Mission*.

Drei Mal besuchte ich Babuji in seinem Ashram. Auch hatte ich das Glück ihm in seinem Haus persönlich nahezukommen. Jeden Morgen erwartete uns der Meister im überdachten Vorbau seines Hauses, das drei Kilometer vom Ashram entfernt lag. Er sprach wenig, und seine Stimme war schwach. Sein Blick schien die Unendlichkeit abzusuchen, so dass ich den Eindruck gewann, von ihm nicht gesehen zu werden. Wir waren vier bis fünf Leute, die wir uns so jeden Morgen um ihn versammelten. Die Augenlider senkten sich, die Stille stellte sich ein, und wir tauchten in die unendliche Weite ein. In seiner Anwesenheit verstärkte sich in mir diese Bewegung, die seit einiger Zeit in mir wohnte. Ein bisschen so als ob seine Energie auf Glut blies, die dann zu einem Herd von Wärme und Licht wurde, der ganz besonders das Herz erwärmte.

Danach kehrten wir zu Fuß in den Ashram zurück. In den meisten Fällen legten wir den Weg ganz still zurück, da niemand sich traute, die in der Meditation empfundene Harmonie zu brechen. Aber manchmal erzählte einer von uns was er erlebt hatte: Gefühle des Wohlbefindens, der Gelassenheit und der Liebe. Aber keiner sprach von der Anwesenheit einer Bewegung im Herzen oder im Körper. Ich für mich spürte eine Ambivalenz, die mit der Treue zu meiner Gründungserfahrung zusammenhing, bei der mein gesamter Körper plötzlich in Bewegung versetzt wurde und es bis zum heutigen Tag ohne Unterlass blieb. Aber die Einfachheit dieses Menschen hat mich dazu bewogen, weiter mit ihm zu meditieren. Eine Einfachheit, von der er sagte: „Ich bin so einfach, dass die Leute mich für einfältig halten."

Während ich in Indien war, erkrankte Babuji, und ich besuchte ihn im Krankenhaus in Neu-Delhi. Sein Zimmer war abgenutzt und laut. Er war an einem Schlauch angeschlossen, über den er beatmet wurde. Dennoch herrschte um ihn herum eine Atmosphäre der Ruhe und Gelassenheit. Sein Blick war so transparent wie immer. Diesmal schien er sich aber in meinen zu legen. Ich hatte die Bestätigung, dass dieser Mann meine Zuneigung verdient hatte. Oft wissen wir nicht, wohin wir gehen, aber wir wissen, wer uns begleitet. Auch wenn ich Babuji nie als meinen Meister betrachtet hatte, - dafür hatte ich mich viel zu sehr der Bewegung verschrieben, so spürte ich, dass ich in seiner Nähe an meinem Platz war.

Einige Zeit später verließ er seinen Körper. Es war im Jahr 1983. Da ereignete sich eine nebulöse Geschichte um seine Nachfolge, und einer seiner Anhänger, der ihm besonders nahestand, ernannte sich selbst zum neuen Meister der Mission. Da ich mich zu diesem neuen Meister nicht hingezogen fühlte, beschloss ich, die Ram-Chandra-Mission nicht mehr zu besuchen.

Aber ich reiste weiter durch ganz Indien, mehrere Jahre lang, auf der Suche nach einer Begegnung, die mir Aufschluss über die Erfahrung geben könnte, die ich in meinem Zimmer in einer Vollmondnacht gemacht hatte und die mit der gleichen Intensität in mir weiterlebte. Ich bewegte mich fort, getragen von einer Ethik: Ich wollte einen neuen Blick auf das werfen, was ich entdeckte, ohne die Früchte meiner Erfahrungen zu vergessen.

Gleich zu Beginn meines Eintauchens in dieses große Land dachte ich, dass alle Inder spirituelle Wesen seien. Ich wurde enttäuscht. Ich hatte sogar den Eindruck, dass der „Gott" der Inder, denen ich begegnete, mehr die Rupies war als das Streben nach Erhebung. Danach traf ich jedoch sehr wohl auch auf Inder von großem spirituellem Wert. Dazu muss ich sagen, dass mein erster Besuch den Elendsvierteln galt. Damals dachte ich nämlich noch, dass man arm sein muss, um seine Innerlichkeit bereichern zu können.

Von dieser Idee getragen fiel meine Wahl für einen ersten Besuch ganz natürlich auf Kalkutta. An diesem Ort ist das Elend allgegenwärtig. In den Morgenstunden transportierten spezielle Lastwagen die Leichname der Menschen ab, die in der Nacht unter freiem Himmel gestorben waren. De facto war es so, dass am Abend die Bürgersteige mit Menschen übersät waren, die sich auf den Boden gelegt hatten. Die besser gestellten hatten eine Decke, mit der sie sich zudecken konnten.

Ich war in diese Stadt gereist, weil ich mit Mutter Teresa arbeiten wollte. Ich wurde von einem befreundeten Arzt begleitet. Wir wollten beide unsere Fähigkeiten und unser Fachwissen anbieten und uns auf diese Weise nützlich machen. Da Kalkutta eine Stadt mit vielen Ausläufern ist, betrat ich eine Polizeistation, um nach dem Weg zu fragen. Als ich den Polizisten nach dem Elendsviertel fragte, antwortete er mir, dass ganz Kalkutta ein solches sei. Und als ich ihn fragte, wo Mutter Teresa wohnt, hatte er keine Ahnung. Der vertrauliche Charakter ihres Wirkens in dieser Stadt kontrastierte mit dem Ruf, den sie in Europa genoss.

Ich fragte mich durch solange, bis ich ihren Wohnort fand und begegnete ihr flüchtig. Da begriff ich, warum der Polizist das Elendsviertel, in dem Mutter Teresa lebte nicht kannte: Der Raum, in dem die Sterbenden untergebracht waren, war sehr klein. Wir blieben ein paar Wochen und versuchten, etwas Trost zu spenden. Unser Fachwissen im Gesundheitsbereich war uns hier keine große Hilfe. Die Menschen lagen in Reihen auf Feldbetten und hingen am Tropf, nur dass die Infusion keinerlei Medikament enthielt. Erlaubt waren nur das Gebet, sowie Hand- und Blickkontakt. Auch wenn es menschliche Wärme durch die Hilfe und die Präsenz, die den Sterbenden zuteil wurde, gab, so war dieser Ort dennoch unmenschlich: Die Sterbenden schienen allen Lebens und aller inneren Schönheit beraubt.

Das Elend hatte mich bekehrt: Man brauchte nicht arm zu sein, um inneren Reichtum zu erlangen. Ich kehrte Kalkutta endgültig den Rücken und beschloss, Kalu Rinpoche in seinem Kloster in Sonada, unweit von Darjeeling, zu besuchen. Mein erster Kontakt mit diesem Mann und dem Buddhismus hatte einige Monate zuvor in Frankreich stattgefunden, im ersten Dhagpo-Kagyu-Ling-Tempel, der 1975 in der Dordogne gegründet wurde. Ich freute mich, Kalu Rinpoche wiederzusehen, seine Weisheit beeindruckte mich, und die Freude, die um ihn herum herrschte, gefiel mir.

Auf Anraten des Lama, der dieses Zentrum leitete, reiste ich von dort in den Norden Indiens, wo ich die großartigen und dürren Landschaften des Himalayas entdeckte. Nach einer chaotischen Fahrt in alten Bussen, die sich stundenlang durch die Berge schlängelten, traf ich den Tai Situ Rinpoche, den zweitwichtigsten nach dem Karmapa, in seinem Kloster Sherab Ling. Trotz der Kälte, die dort herrschte, und des abgenutzten Zustands der Unterkunft verbrachte ich dort Momente tiefer Meditation. Ich liebte das was ich an diesem verlorenen Fleck Indiens vorfand. Als ich ging, gab man mir einen Teil der Asche des Karmapa, der gerade seinen Körper verlassen hatte. Das war ein Privileg.

Später hatte ich eine kurze Begegnung mit dem Dalai Lama in Dharamsala. Diese kleine Stadt in Nordindien unterschied sich von den indischen Städten, namentlich durch ihre Sauberkeit. Ich fand für einige Wochen Unterkunft in unmittelbarer Nähe zum Tempel, der unweit vom Wohnort des Dalai Lama lag. Ich entdeckte die Tiefe des gewaltfreien Gedankenguts des Buddhismus, das mit meinen spirituellen Werten in Resonanz geriet. Ich fühlte mich zum tibetischen Buddhismus hingezogen. Er war einige Jahre lang Teil meines Lebens. Trotz der Liebe, die diese Philosophie in sich trägt und vermittelt, hörte ich schließlich auf, dieser Lehre zu folgen. Sie hatte für mich zu viel Drumherum und allgegenwärtige Rituale, die der extremen Einfachheit, die ich suchte, nicht entsprachen.

Die Form war wichtiger als der Inhalt. Eine Sorge, die von folgender Geschichte beleuchtet wird. Ein Freund erzählte sie mir. Es ging dabei um einen Meister, der seinen Bart und seinen Schädel rasierte und sich sehr schlicht gekleidet hatte. Er sah so anders aus, dass seine Jünger ihn nicht wieder erkannten und ihn keines Blickes würdigten. Als sie sich entfernt hatten, lief ihnen der Meister nach. In seiner Hand hielt er ein Bündel, das seine Bart- und Kopfhaare sowie die Bekleidung enthielt, die er für gewöhnlich trug. Er zeigte ihnen sein Bündel und sagte: „Hier habt ihr den Gegenstand Eurer Andacht."

So habe ich mehrere Jahre lang zahlreiche Tempel und Ashrams besucht. Jedes Mal nahm ich geistig eine Anfängerhaltung an, um den Reichtum zu erfassen, der vom Meister ausging. Jeder von ihnen ist einzigartig. Manche haben ein selbstverständliches Charisma, das von einer von Musik und Mantren begleiteten Inszenierung verstärkt wird. Andere sind sehr unauffällig in ihrer Erscheinung, strahlen aber eine wohlwollende Energie aus, die das Herz berührt. Die meisten Meister, denen ich begegnet bin, vermittelten Gelassenheit und eine große Weisheit. Dies trifft insbesondere auf Anandamayi Ma, Swami Muktananda, Amma und auf andere, weniger berühmte, zu. Natürlich berührten mich diese besonderen Atmosphären.

Ich beobachtete, wie sich die Anhänger ihrem Meister gegenüber verhielten, und oft genug war, so schien mir, die Verehrung, die sie ihm entgegenbrachten, übertrieben. Auch herrschte ein Einheitsdenken, das nicht ausreichend in Frage gestellt wurde. Meiner Ansicht nach widersprach diese Atmosphäre einer spirituellen Vision, die danach trachtet, den Menschen von seinen zahlreichen Glaubenssätzen und Anhaftungen zu befreien. Es gibt auch zahlreiche Arten, einen Meister zu betrachten. So hatte ich Babuji einer meiner Freundinnen vorgestellt. Sie hatte in ihm nur einen gewöhnlichen, senilen alten Mann gesehen. Ich selbst fragte mich, insbesondere als ich Sai Baba besuchte, ob die Liebe, die den Meister einhüllte, nicht die Liebe war, die seine Jünger ihm entgegenbrachten ...

Und da gab es nicht nur diese Beobachtungen. Im Laufe der Zeit entdeckte ich auch, dass mir Traditionen nicht lagen. Sie waren zu alt, um sich an das Unvorhersehbare und an die Neuheit anzupassen, denen ich in meinem Inneren begegnete und mit denen ich ständig zurechtkommen musste. Es war schwer, in der Gegenwart zu sein und dabei aber ein Jahrtausende altes Bezugssystem zu haben und in der Bewegung zu sein inmitten eines eingesessenen, ja vollendeten Systems.

Ich musste mir auch eingestehen, dass die strenge Lebensführung, die die Meister vorschrieben, um den Gral zu finden, mir nicht zusagte. Man musste Verhaltensweisen annehmen und eine Art Askese auf sich nehmen, die ich nicht wollte. Nicht dass ich nicht den Willen dazu hätte aufbringen können. Nach meiner Sicht der Dinge war es wesentlich, mir die freie Wahl meiner Handlungen und meiner Verhaltensweisen nach bestem Wissen und Gewissen zu bewahren. Ich begriff, dass die Askese und die Bewegung nicht gut zueinander passen.

Obwohl ich in der Gegenwart dieser großen Meister und Persönlichkeiten unvergessliche Momente erlebte, konnte ich in ihrer Nähe die inneren Erfahrungen und die Kraft, die ich im Kontakt mit der inneren Bewegung erlebte, nicht finden. Diese Erfahrung war mir in einer extremen Einfachheit geschenkt worden. Ich musste mich also der extremen Einfachheit bedienen, um sie weiter zu entwickeln.

Da hörte ich auf, Ashrams, Tempel und Klöster zu besuchen und erforschte stattdessen die Bewegung, die die Materie belebt, so wie es seiner Zeit Sri Aurobindo gemacht hatte. Bestimmte Stellen in seinen Büchern sprachen mich an. Sie deckten sich mit meinen eigenen Erfahrungen. Zum ersten Mal las ich über das Bewusstsein der Materie und fand darin das was ich in mir erlebte. Als ich eine Zeit lang in Pondicherry verweilte, einer ehemaligen französischen Kolonie im Süden Indiens, gewöhnte ich mir an, mehrmals am Tag den Ashram von Sri Aurobindo und seiner Gefährtin, der Mutter, zu besuchen. Ich verbrachte dort viel Zeit, in der ich am Grab dieser beiden großen Persönlichkeiten meditierte. Ihr Grab war mit bunten und vielfältig duftenden Blumen bedeckt. Jeden Tag wurden sie mit einer solchen Verehrung neugeschmückt, dass dieser Ort etwas Heiliges ausstrahlte.

Ehemalige Jünger, die diesen Ashram zu seinen intensivsten und aktivsten Zeiten gekannt hatten, kamen zwanzig Jahre später immer noch dorthin, um in sich zu gehen. In ihrem Herzen hatten sie sich ihre Treue zu ihrem Meister bewahrt, und die Zeit hatte die Kraft der Erinnerung nicht gemindert. Sie waren jeden Tag da, mit der Regelmäßigkeit eines Metronoms. Manche kamen jeden Morgen, andere jeden Abend, immer zur gleichen Zeit und machten somit aus ihrem spirituellen Leben ein Ritual. Inmitten dieser alten Jünger zu meditieren war eine Ehre. Wenn ich nicht meditierte, saß ich in der Bibliothek des Ashrams, die sich in der Nähe des Grabs befand, um mich in das Denken von Sri Aurobindo und Mutter zu vertiefen. Ihre Schriften halfen mir, das was ich lebte zu präzisieren und zu verstehen, auch wenn sie nicht alle Phänomene beschrieben, die in meiner Erfahrung vorkamen.

Nach meinen verschiedenen Indienreisen blieb die Frage nach der Existenz Gottes immer nebensächlich. Ich hatte so sehr den Weg der Philosophie beschritten, dass ich mir die Sichtweise Einsteins zu eigen gemacht hatte: „Mir scheint, dass die Idee eines Gottes in menschlicher Gestalt ein Konzept ist, das ich nicht ernst nehmen kann. Ich fühle mich auch nicht in der Lage, einen Willen oder ein Ziel mir vorzustellen, der bzw. das außerhalb des Menschlichen läge."[43]

Nach und nach habe ich aufgehört, dieses Land auf der Suche nach einer Antwort zu durchkämmen. Dennoch reise ich immer noch gerne in dieses Land, da ich die Stimmung dort sehr gerne mag.

Goa und das Eintauchen in die Philosophie

Ab dem Jahr 2000 zog ich mich jedes Jahr für einen Monat nach Goa zurück. Goa ist eine ehemalige portugiesische Kolonie und ein paradiesischer Ort in Indien. Es war die Gelegenheit, loszulassen. Eine Zeit, die mich von den akademischen Verpflichtungen und von meinen Aufgaben als Professor befreite. Dort konnte ich freier denken.

Tagtäglich versammelte ich Freunde, manchmal Studenten, und impfte diesem kleinen Kreis die Liebe zur Philosophie ein: einen Willen zu definieren, zu begrenzen, zu beweisen, zu argumentieren, anzuzweifeln, zu vermuten, festzulegen, zu widerlegen.[44] Ich ließ meiner Kreativität freien Lauf, jenem Raum „aus welchem der Blitz den begrenzten Raum durchbrach, in dem sich der Geist bequem niedergelassen hatte".[45]

Goa war ein Ort, der dem Schreiben zuträglich war. Diese Zeiten des Rückzugs gaben mir die Gelegenheit, mehrere philosophische Essays zu schreiben. Diese nahmen die Themen auf, die wir in diesem Kreis angegangen waren. So erschienen

---

43 Einstein A., "Letter to Murray W. Gross, April 26, 1947"

44 Bois D., *Le Sensible et le Mouvement. Essai philosophique*, Ivry-sur-Seine, Point d'Appui, 2001. p. 21.

45 Ibid, p. 23.

nacheinander *Le Sensible et le Mouvement*[46] (Das Sinnliche und die Bewegung), *Un effort pour être heureux*[47] (Um Glück muss man sich bemühen), und ein weiteres, nicht veröffentlichtes Essay mit dem Titel *La Force de croissance de l'être: une pédagogie du Sensible*. (Die Wachstumskraft des Seins: eine Pädagogik des Sinnlichen).

Jeden Morgen leitete ich eine Meditation an. Solange ich an dem Essay *Das Sinnliche und die Bewegung* schrieb, nutzte ich die Meditation, um nach den unmittelbaren Phänomenen zu forschen, die im Bewusstseinsfeld auftauchten. Die Teilnehmer begriffen die Unmittelbarkeit in ihrer zeitlichen Dimension: Was zeigt sich dem Bewusstsein im gegenwärtigen Moment? Sie lernten aber auch, die Unmittelbarkeit noch anders zu begreifen: nämlich, dass das unmittelbar ist was in das Bewusstsein kommt, ohne das Mittel der Reflexion.

Im Buch *Un effort pour être heureux* (Um Glück muss man sich bemühen), ging es um etwas anderes: Hier handelte es sich darum, das Glück zu erobern. Einen Zustand, nach dem sich jeder sehnt, der aber fragil ist, und auch unbeständig. In unseren Erkundungen wurden die Teilnehmer aufgefordert, an dem Ort des Glücks zu bleiben, den sie in den Meditationen in sich spürten.

Das Zusammenkommen war ungezwungen. Wir trafen uns bei den Mahlzeiten, die wir häufig gemeinsam einnahmen, bei einem Strandspaziergang, oder gleich nach der Meditation am Morgen. Bei diesen Gelegenheiten stellten wir gemeinsam Überlegungen an. Dabei ging es um Kreativität und um Fragen wie: Wie wird man in jedem Augenblick neu? Wie entwickle ich Durchhaltevermögen? Wie kultiviere ich die Schärfe des Bewusstseins, um jeden verfügbaren Augenblick zu erfassen und von jeder Gelegenheit zu lernen? Das letzte Essay, *Die Wachstumskraft des Seins*, entstand während zwei Indienaufenthalten, in 2006 und 2007. Das Thema, das sich damals herauskristallisierte, war die Qualität des Gewahrseins seiner selbst und der Welt.

---

46 Ibid.
47 Bois D., Un effort pour être heureux, op. cit.

Die Holzhütte in Kanada

In regelmäßigen Abständen reiste ich nach Magog, einer kleinen Stadt, die etwa einhundert Kilometer von Montreal entfernt war. Sie war von Bergen umgeben und lag an einem wunderschönen See, der Quebec mit den Vereinigten Staaten verband. Jedes Jahr empfingen mich dort Donald, ein ehemaliger Priester, und Maria, eine ehemalige Nonne, die ihr Gelübde gebrochen hatten, um sich vermählen zu können. Trotz dieses Bruches waren Donald und Maria von ihrem Glauben nicht abgefallen. Sie waren immer noch auf der Suche nach Antworten auf ihre spirituelle Suche, und fragten mich nach meiner Meinung zu dieser, für sie essenzielle Frage.

Meine Freunde hatten mir eine kleine Holzhütte zur Verfügung gestellt, die auf ihrem Grundstück stand. Sie bot mir Schutz und erlaubte mir, mich über lange Zeiten zurückzuziehen, um zu meditieren und zu schreiben. Entgegen der Vorstellung, die ich hatte, liegt in Kanada nicht immer Schnee. Mehrere Monate im Jahr ist das Wetter dort sogar sehr schön. Ich wählte diese Zeit aus, um dort zu verweilen. Die Aufenthalte in Quebec kontrastierten mit der Atmosphäre Indiens. In Kanada ist alles größer, die Bäume höher und sogar das Krächzen der Krähen, der Vogellaut, den ich am meisten liebe, ist anders. Aber egal ob sie von hier oder von woanders ist, wenn eine Krähe in meiner Meditation auftaucht, tauchen in mir nährende Erinnerungen auf, die in mir eine besonders genüssliche Emotion hervorrufen. Aber kommen wir zurück nach Magog ... Es war im Jahr 1999, da schenkte mir Maria zum Frühstück ein spirituelles Lied.[48] Hier ein Auszug daraus, der seinen Charakter veranschaulichen soll:

«Tanzt, wo auch immer ihr seid,
Der Herr dieses Tanzes bin ich,
Euch alle werd'ich führen,
Denn, wo auch immer ihr seid,
Euren Tanz, den führe ich.»

---

48 *Oxford Book of Carols*, Übersetzung des Textes n° 557, „ Das spirituelle Leben".

Bei Maria und Donald zu wohnen hieß, ständig Fragen zu Gott ausgesetzt zu werden. Dieses irische Lied inspirierte mich so sehr, dass ich beschloss, auf dessen Grundlage eine Dichtung zu schreiben. Ich gab ihr den Titel „Der Herr des Tanzes"[49]. Es war das einzige Buch, in dem ich die Spiritualität anging und das ich veröffentlichte.

Die Dichtung erzählt von dem initiatorischen Weg eines Mannes, der so verzweifelt ist, dass er seinem Leben ein Ende setzen möchte. Im Morgengrauen nach seiner letzten Nacht stößt er einen allerletzten Wunsch aus: „Ich möchte in die Feder der Erkenntnis schlüpfen, damit sie mein Leben neu erfinden möge." Wir werden mitgerissen in eine verrückte und initiatorische Nacht, in der der Mann mit seinem inneren Meister in einen Dialog gerät. Dieser bringt ihm das Meditieren bei und auch das Tanzen in seinem Inneren. Die Dichtung endet mit folgendem Satz: „Wenn nur einer von Euch tanzt, so werden alle tanzen."

Die Begegnungen in Chamblay

Bis dahin waren die Ausbildungsseminare den Heilberufen vorbehalten. Das Interesse an einer Arbeit zur persönlichen Entwicklung wuchs jedoch so stark an, dass eine Begegnung in Chamblay organisiert wurde, die für alle offen sein sollte. So kamen im Juli 1992 einhundertfünfzig Personen zusammen. Das Seminar fand in einem imposanten Schloss im Jura statt und dauerte einundzwanzig Tage.

Diese erste Begegnung stand unter dem Thema „Seine Freiheit wagen". Um diese Freiheit auszudrücken, wurde der künstlerische Ausdruck das Mittel der Wahl. An die fünfzig Musikinstrumente (Trommeln, Flöten, Tam-Tams, und alles was in der Lage war eine hörbare Vibration zu erzeugen), wurden vor das Podium gelegt. Jeder und jede, die dazu Lust hatten, konnten anfangen zu spielen und riss häufig die anderen mit. Das Ganze glich eher einer Kakophonie. Aber was

---

49   Bois D., *Le Seigneur de la danse*, Paris, Guy Trédaniel éditeur, 1995.

galt es? Das Wichtigste war, dass man sich traute sich auszudrücken.

Da lagen auch, auf einem roten Seidentuch, Masken der Commedia dell'Arte, und rote Clownsnasen, die für alle zur Verfügung standen. Die gesamte Gruppe unterstützte die angehenden Schauspieler, die sich vor den anderen exponierten. Dann gab es auch Momente, wo die Teilnehmer dazu aufgefordert wurden, einen Tanz auszuführen. Dazu sollten sie dem Ausdruck ihres Körpers freien Lauf lassen. Wir hatten eine einzige Anweisung: uns langsam und fließend zu bewegen und dem inneren Impuls spontan zu folgen.

Der Höhepunkt des Tages war aber die morgendliche Meditation. Jeder von uns setzte sich bequem auf einen Stuhl und befolgte die Anweisungen, die uns dazu führten, das Gehör, das Gewahrsein, das Beobachten, das Erkunden und die Reflexion zu schulen. Manchmal wählte ich eine stille Innenschau, die dazu einlud, die Meditation mit einer persönlicheren Note zu erleben.

Seit diesem ersten, denkwürdigen Chamblay findet diese Begegnung jedes Jahr statt.

In der Folge wurden Sommeruniversitäten eingerichtet, die für alle offen waren und über die Welt verstreut stattfanden. So lud mich das Omega Institute in der Nähe von New York in den Vereinigten Staaten mehrere Jahre in Folge ein, nachdem das Buch *The Wild Region of Lived Experience*[50], veröffentlicht worden war.

---

50 *The Wild Region of Lived Experience* ist die englische Übersetzung meines Buches *Le Moi renouvelé* (erschienen auf Deutsch unter dem Titel: Das erneuerte Ich), das die theoretischen und praktischen Grundlagen der Somato-Psychopädagogik darstellt. Sie fügen sich in das Kontinuum der personenzentrierten Therapie ein und wenden sich kompromisslos an die Einheit Körper/Psyche. Allzuoft geht diese Einheit im Bewusstsein der Person verloren. In diesem Dialog zwischen Körper und Psyche wird der Körper der Person häufig vernachlässigt, verlassen oder überbeansprucht.

Die akademische Phase

Die Moderne Universität Lissabon

Als ich nach Lissabon kam, bestach mich diese Stadt sofort mit ihrem so besonderen Licht. Die Moderne Universität war sehr menschlich und hieß jeden willkommen. Sie befand sich nur wenige Schritte vom Turm von Belem entfernt. Ich war nicht durch Zufall hier gelandet. Der Rektor kannte meine Arbeit und wollte sie in seine Lehrpläne aufnehmen.

Der spirituelle Weg, der bislang mein Leben geprägt und ihm einen Sinn gegeben hatte, hatte in dieser akademischen Welt keinen Platz. Indem ich akzeptierte, an einem dieser Lehrpläne teilzunehmen, verzichtete ich auf einen Teil meines Lebens, wahrscheinlich auf den wesentlichsten – auch wenn die Welt der Spiritualität, deren Ziel mit der Unermesslichkeit, der Unendlichkeit und der Ewigkeit in Beziehung stand, mich durch manche zu enge Erscheinungsform ein bisschen enttäuscht hatte.

Dieses Gefühl zeichnete sich langsam im Laufe meiner Reisen in Indien und meiner Besuche in verschiedenen spirituellen Gemeinschaften ab. Ich träumte von einer völlig neuen, offenen Welt und traf auf eine ein für alle Mal fertige, vollendete Welt. Ich hatte mir schließlich eingestanden, dass ich in dieser Welt ein freier Radikal war, ein Widerspenstiger, der die Regeln, Dogmen und Zwänge, die zum heiligen Gral führen, ablehnte.

Der Spiritualität zog ich die Philosophie vor. Diese schien in ihrer Essenz vielversprechender zu sein und gleichzeitig unterschied sie die intellektuelle Philosophie und die in den Alltag eingebettete Philosophie. Auf der Ebene der Spiritualität ist es das Gleiche. Da gibt es die, die darüber reden, und die, die sie von innen heraus leben. Allzu oft verstehen sich die Anhänger beider Tendenzen nicht.

So beschloss ich, eine Zeit lang meine spirituelle Suche zu unterbrechen, um mich der wissenschaftlichen Strenge und den akademischen Anforderungen zu stellen. Ich dachte, ich würde so mehr Öffnung und Neuheit finden. Diese Hoffnung zerbrach gleich beim ersten Treffen, bei dem das Gespräch sich um meine fehlenden akademischen Abschlüsse drehte. Der Abschluss als staatlich anerkannter Physiotherapeut und der Abschluss in Osteopathie zählen nur wenig, wenn es um akademische Abschlüsse geht. Sie sind ja auch und vor allem Berufsabschlüsse. Zwischen meinen verschiedenen Reisen und der Ausübung meines Berufs als Ausbilder hatte ich zwar die Zeit gefunden, einen akademischen Schein in der kognitiven Psychologie der Entwicklung des Neugeborenen an der Universität Paris Descartes zu machen, aber auch dieser hatte kaum Gewicht, um an der Universität lehren zu können. Ich entdeckte, dass an der Universität der heilige Gral die Promotion war.

So musste ich also mit 50 nochmal ein Studium aufnehmen und einen Masterstudiengang in kurativer Psychopädagogik an der Modernen Universität absolvieren. Nach diesem Studiengang absolvierte ich einen DEA-Studiengang, der mir die Möglichkeit eröffnete, einen Doktor in Erziehungswissenschaften an der Universität von Sevilla in Spanien zu machen. Meine Betreuerin war eine Spanierin, deren Leidenschaft die Lebensgeschichten waren. Sie war der Meinung, dass meine Anmeldung an ihrer Universität den Kreis meines Lebens schloss. Der Werdegang meiner Mutter, die ein politischer Flüchtling war, hatte sie nicht unberührt gelassen. Indem ich einen spanischen Doktortitel erlangte, hatte ich das Gefühl, das Unrecht, das meiner Mutter widerfahren war, wieder aufzuheben. Ich kam zu meinen Wurzeln zurück, ohne dies vorher ermessen zu haben.

Die Forschung, über die ich meine Doktorarbeit schreiben wollte, sollte die Praktiken unterlegen, die insbesondere in Bezug auf Körper und Geist in meinem Berufsleben aufgetaucht waren. Das Thema, das ich wählte, kam ganz selbstverständlich zu mir: „Der sinnliche Körper und die Transformation der Vorstellungen des Erwachsenen."[51] Zu diesem Anlass

---

51   Bois D., „ Le corps sensible et la transformation des représentations de

haben wir eine Fortbildung in Perzeptiver Psychopädagogik ins Leben gerufen. Sie erwies sich als sehr erfolgreich und wurde von Schülern mit acht unterschiedlichen Nationalitäten besucht. Achtundzwanzig Studenten nahmen an dieser Forschung teil. Dafür sollten sie ein Tagebuch führen, in dem es darum ging, ihren Transformationsprozess festzuhalten. Diese Tagebücher wurden auf achthundert Seiten zusammengefasst und bildeten somit ein beachtliches Forschungsmaterial.

Diese Doktorarbeit hob die Rolle der inneren Bewegung im Prozess der Veränderung von Vorstellungen hervor, obwohl ich sie als eine perzeptive Eigentümlichkeit vorstellte. Ich konnte aufzeigen, dass für siebenundzwanzig Personen die Begegnung mit der inneren Bewegung der Auslöser für die Veränderungen der mentalen Vorstellungen war.

Als ich promoviert wurde, besaß ich den Gral, der mir die Türen der wissenschaftlichen Akademie öffnete. Ich wurde Professor, und, zusammen mit meinen Mitarbeitern, schufen wir einen Master-Abschluss in Perzeptiver Psychopädagogik. Die Universität Lissabon diente als ein echtes Laboratorium, das sich auf die Untersuchung der bewussten Verbindung, die ein Mensch zwischen seinem Körper und seiner Psyche herstellt, konzentriert. Unsere Studien haben gezeigt, dass die Verbindung zwischen Körper und Geist umso besser ist, je besser die Qualität des Gewahrseins ist.

Kurswechsel: von Lissabon nach Porto

Der Master-Abschluss in Perzeptiver Psychopädagogik, der sich in Lissabon bewährt hatte und dort erworben wurde, wurde dann an die Universität Fernando Pessoa (UFP) in Porto verlegt. Diese Universität befindet sich auf einem herrlichen Campus, in dessen Mitte ein Palast steht, wie man ihn oft in Porto sieht. Dieses ockerfarbene Gebäude ist umgeben von Gebäuden mit moderner Architektur, die jedoch im Einklang mit der Geschichte dieses Ortes stehen. Im Ankunftsbereich,

---

l'adulte „, Doktorarbeit, Universität von Sevilla, 2007.

umgeben von hohen Palmen und exotischen Blumen, steht die Statue des großen portugiesischen Dichters Fernando Pessoa, dem diese Universität ihren Namen verdankt. Das Gespräch mit dem Rektor verlief sofort positiv. Während dieses ersten Treffens erfuhr ich, dass ich zur Festigung meiner akademischen Laufbahn eine Agrégation, also eine Zulassungsprüfung für die oberen Posten in der Hochschulbildung benötigen würde. Ein Jahr lang koordinierte ich den Master-Abschluss in Psychopädagogik und schrieb parallel dazu die Arbeiten, die mir die Türen zur Agrégation öffnen sollten. Ziel war es, die Genehmigung zu erhalten, Forschungen zu begleiten, und den Titel *Profesor catedrático*[52] zu erhalten. Nachdem ich die Agrégation erhalten hatte, beauftragte mich der Rektor mit der Koordination der Promotion in Perzeptiver Psychopädagogik im Fachbereich Sozialwissenschaften und bestätigte mich als Leiter des CÉRAP.[53]

In diesen Lehrgängen begann der Tag mit einer Zeit der Meditation. Diese introspektive Praxis wirkte sich sehr positiv auf die allgemeine Atmosphäre aus. Sie schuf eine Form der intellektuellen Emulation und eine Qualität der Beziehung zwischen den Studenten und veränderte somit die Stimmung innerhalb der Gruppe. Die Zuhörfähigkeit der Schülerinnen und Schüler, die Qualität der kollektiven Präsenz und die intellektuelle Schärfe waren greifbar. Dank dieser Zeit der Besinnung wurden die Kursinhalte besser integriert, die Neugier und das Interesse am Unterricht verstärkt und die Studierenden leistungsfähiger.

---

52 Lehrstuhlinhaber, höchster Titel in der Hierarchie der Professoren in Portugal.

53 CÉRAP : Centre d'étude et de recherche appliquée en psychopédagogie perceptive. Zentrum für das Studium und die angewandte Forschung in Perzeptiver Psychopädagogik. Eigenständiges Forschungslabor der Universität Fernando Pessoa in Porto. Es gehört zu den fünf Forschungszentren des Fachbereichs, das die Forschung der Universität unterstützt, das GADI (Gabinete de Apoio ao Desenvolvimento da Investigação). Das CÉRAP wurde am 13. März 2013 vom Rektor des UFP genehmigt. Es unterstützt die universitäre und akademische Ausbildung im UFP und entwickelt Forschungsprogramme über die Psychopädagogik der Wahrnehmung.

Zu dieser Zeit war Meditation im universitären Umfeld noch ein Tabu, und diese Studenten fühlten sich als Pioniere. Um das Missverständnis meiner Kolleginnen und Kollegen aus den Bereichen Psychiatrie, Psychologie und Pädagogik zu vermeiden, haben wir den Begriff „Meditation" nicht verwendet, um diese Zeiten des Innehaltens und Nachdenkens zu bezeichnen. Er wurde durch den Begriff „sensorische Introspektion" ersetzt, der eher dem Kontext der Human- und Sozialwissenschaften entspricht. Dieser Begriff, der einen Konsens unter den Professoren dieser Universität schuf, entsprach logischerweise den pädagogischen Neurowissenschaften, zu denen das betreuende Labor gehörte. Erst später tauchte der Begriff „Meditation des vollen Gewahrseins" auf.

Die Université du Québec in Rimouski

Eine Gruppe von Akademikern aus Rimouski bildete sich in den Theorien und Praktiken des Sinnlichen aus, und zwar auf dem Gebiet der universitären Forschung in den Erziehungswissenschaften und den Sozial- und Humanwissenschaften in Quebec, in die wir mit einigen Mitarbeitern investiert hatten.

Unter der Leitung von Jeanne-Marie Rugira und ihrem ihr nahestehenden Team wurden Seminare und Symposien organisiert, aus denen kollektive Publikationen hervorgingen.[54] Studenten und Professoren kamen, um, mit Hilfe der in der Faszientherapie angewandten Berührung, (die hier zur pädagogischen Begleitung eingesetzt wurde), der verinnerlichten Gestenarbeit und der Meditation, ihre Ressourcen in Bezug auf Aufmerksamkeit und Wahrnehmung zu bereichern.

Eine der Professorinnen schrieb damals: „Ich begegne der Erfahrung einer intimen Beziehung mit dem Sinnlichen, mit

---

54 Symposium 1 : *Identité, altérité, réciprocité. Articulation au cœur des actions d'accompagnement et de formation*, unter der Leitung von Bois D., Gauthier J.-P., Humpich M. und Rugira J.-M., Rimouski, Ibuntu, 2013. Symposium 2 : *Identité, altérité, réciprocité. Pour une approche sensible de la formation, du soin et de l'accompagnement*, unter der Leitung von Austry D., Berger È., Grenier K. und Léger D., Ivry-sur-Seine, Point d'Appui, coll. „ Forum „, 2015.

der Intelligenz und der Bewegung des Lebens, das mich trägt und das ich trage. Ich entwickle eine größere Nähe zu mir selbst, zu meinen nicht bedingten menschlichen Potentialitäten. Ich entdecke unbekannte, unvermutete, undenkbare Teile von mir selbst."[55] Eine andere Teilnehmerin, Florence, lädt uns ein, in ihre gelebte Erfahrung einzutreten: „Am Ende der Introspektion fühle ich mich berührt von den Teilen, die mich ausmachen und die ich präsent fühle, warm, dicht und sanft zugleich, an einem Ort innerer Ruhe, der weder die Stille noch die Unruhe meines Willens ist, sondern der Ort eines einfachen Selbstgewahrseins."[56]

Die Beschreibung der Begegnung mit dieser Tiefe in einem selbst, dem Initiator der Transformation, und deren Modellierung führte zu der „Prozessspirale der Beziehung zum Sinnlichen."[57]

Auch heute noch trägt diese akademische Zusammenarbeit Früchte und wird in Rimouski in den Praktiken der Begleitung fortgesetzt.

Einige wissenschaftliche Referenzen über Meditation und die Entdeckung der inneren Bewegung

Das vorherrschende Denken in der Wissenschaft konzentriert sich auf quantitative und experimentelle Ansätze. Seit Beginn meiner akademischen Laufbahn habe ich mich für die qualitative Forschung eingesetzt, die besser geeignet ist, die Erfahrung des inneren Körpers zu untersuchen, wie sie der

---

55 Léger D., „ De l'empêchement à la promesse „ dans Identité, Altérité et réciprocité. Articulation au cœur des actions d'accompagnement et de formation, op. cit., S. 62.
56 Humpich M., 2013, „ La réciprocité au cœur du sensible. Vers de nouveaux visages du devenir en relation „ in Identité, altérité, réciprocité. Articulation au cœur des actions d'accompagnement et de formation, op. cit., S. 120-121.
57 Bois D., „ Le corps sensible et la transformation des représentations de l'adulte „ Doktorarbeit, op. cit.

Einzelne erlebt, und die keine noch so ausgeklügelte Bildsprache erfassen kann.

Um auf die Erfahrungen der Menschen zuzugreifen, verwendet der qualitative Ansatz Fragebögen, Videos, Interviews oder Tagebücher, in denen die Erfahrungen festgehalten werden können.

Um zu verstehen, wie sich Menschen fühlen, die mit der inneren Bewegung in Kontakt stehen, verwendeten die Forscher einen Forschungsleitfaden, der aus vier Fragen besteht. Diese Fragen sind einfach und verständlich formuliert, so dass sie für die Befragten leicht zu beantworten sind:
• Woran erkennen Sie die innere Bewegung?
• Was gefällt Ihnen an der Beziehung mit der inneren Bewegung?
• Welche Auswirkungen hat sie bei Ihnen?
• Wozu kann sie Ihnen in Ihrem täglichen Leben nützlich sein?

Die Berichterstattungen fielen sehr unterschiedlich aus, da jeder die Beziehung zur inneren Bewegung auf seine ganz eigene spezifische Weise erlebte. Die Bewegung wird als langsame, unberechenbare Belebtheit beschrieben, die die Studienteilnehmer sowohl innerhalb als auch außerhalb von sich wahrnahmen. Im Kontakt mit ihr haben manche das Gefühl, nach Hause zurück zu kehren, an einen Ort der Geborgenheit, der Schönheit und des Glücks, und andere empfinden ein vollkommenes Vertrauen, ein reines Glück, die Gegenwart zu leben.

Zusätzlich zu den qualitativen Studien habe ich auch quantitative Forschung betrieben. Dies ist der Fall der jüngsten Studie[58], die im Rahmen des CERAP durchgeführt und in einer internationalen Zeitschrift für Psychologie und Psychiatrie veröffentlicht wurde. Diese explorative Umfrage hat die Wirksamkeit der Berücksichtigung des Körpers, der

---

58   „ L'introspection sensorielle et son influence possible sur l'anxiété „,
étude réflexive et pilote. Lieutaud A. et Bois D., " Sensorial introspection and its possible influence on anxiety- towards the study of its modality of action ", *EC Psychology and psychiatry*, 7.0 : 637-654, 2019.

Wahrnehmung und des vollen Gewahrseins **für Menschen** mit Angststörungen hervorgehoben.

Häufig werden die in der Meditationsforschung erhobenen positiven Ergebnisse in Bezug auf Angst allein der mentalen Kontrolle zugeschrieben. Dabei wird die Rolle der Einbeziehung des Sensorischen bei der Verbesserung dieser Störung außer Acht gelassen. Die Wahrnehmung wird häufig auf Schauen, Zuhören und Berühren reduziert. Dabei ist es ihr zu verdanken, dass wir uns der Zustände des Wohlbefindens und des Unbehagens bewusst werden können. Sie nimmt Teil an der „Neurobiologie des Selbst"[59], aus der wir sowohl das ständige Gefühl haben, wir selbst zu sein, als auch die Fähigkeit beziehen, uns selbst zu fühlen.

Meditation, unabhängig von ihrer Form, bringt ein aktives Prinzip mit sich. Anhand von Studien am Gehirn nach dem experimentellen Modell, das diesmal das Leben und die Subjektivität der Person nicht berücksichtigt, zeigen viele Forschungen diese verborgene Kraft. Bildgebende Verfahren haben eine Veränderung in den Gehirnverbindungen und -strukturen während der Meditation gezeigt. Nach acht Wochen Praxis, die darin besteht 20 Minuten am Tag zu meditieren, erweist sich diese Transformation[60] als dauerhaft. Dies gilt für mehrere Gehirnareale, die mit Wohlwollen, Gefühl der Zugehörigkeit zu anderen und Empathie zusammenhängen.[61]

Diese Studien haben es ermöglicht, die Plastizität[62] des Gehirns besser zu verstehen. Es wurden zahlreiche Studien

---

59   Damasio A., Le Sentiment même de soi. Corps, émotion, conscience, Paris, Odile Jacob, 1997.

60   Bestimmte Gehirnareale beginnen sich dauerhaft zu verändern, insbesondere die Amygdala (die eine Rolle bei Aggression und Angst spielt), deren Dichte abnimmt. Bereiche, die mit der Empathie zusammenhängen, wie die Insula, werden aktiviert und erweitern sich strukturell mit mehr neuronalen Verbindungen.

61   Durch die Aktivierung der Insula und des Gyrus cinguli im Kortex werden positive Emotionen gesteigert. Auf ähnliche Weise gibt es eine Wirkung auf die Amygdala im Sinne einer Deaktivierung der Aktivität. Und schließlich hilft die Zunahme des Vagaltonus, unter allen Umständen ruhig zu bleiben.

62   Die Plastizität des Gehirns entspricht seiner Fähigkeit, neue neuronale

zu den klinischen Auswirkungen der Achtsamkeitsmeditation veröffentlicht. Diese zeigen eine fast 30 bis 40%-ige Verringerung der Rückfälle von Depression, eine Wirkung auf das Hormonsystem - insbesondere auf die Produktion von Endorphinen und ein Sinken des Cortisolspiegels. Eine weitere Wirkung wurde festgestellt. Sie wirkt sich auf die Regulierung der Schmerzempfindlichkeit, die Steigerung der kognitiven Leistung und schließlich auf das Gleichgewicht der sensorischen Aktivität aus. Tatsache ist, dass etwas in der Struktur des Gehirns, seiner Plastizität und seinen Verbindungen passiert. Meditation stimuliert auch die Biologie des Glücks (Ausschüttung von Endorphinen, Noradrenalin, Oxytocin usw.).

Man sollte jedoch all diese wissenschaftlichen Ergebnisse nicht überbewerten, da die gleichen Ergebnisse auch bei anderen Aufgaben als der Meditation erzielt werden. Das Lesen eines Romans zum Beispiel verändert langfristig die neuronalen Verbindungen (University of Emory, USA), ebenso wie das Gehen im Wald den Blutdruck und den Cortisolspiegel senkt, das Gedächtnis aktiviert, die Immunabwehr steigert und die Stimmung durch Stressabbau verbessert. Ein weiteres Beispiel ist das Streicheln, das den Blutdruck senkt, den Serotoninspiegel im Körper erhöht und das Nervensystem ausgleicht (University of Indiana, USA). Und schließlich wurde beispielhaft gezeigt, dass die in der Strickpraxis geforderte Aufmerksamkeitsmobilisierung ähnliche Vorteile hat wie die Meditation.[63]

Man findet mehrere hundert Forschungen zur transzendentalen Meditation, und etwa 1.200 wissenschaftliche Studien wurden zur Achtsamkeitsmeditation veröffentlicht. Diese

---

Netzwerke zu erzeugen, rückgängig zu machen oder neu zu organisieren, und sich entsprechend den Stimulationen zu verändern. Diese neuronale Plastizität ist lebenslang vorhanden.

63   Laut einer Studie der britischen Physiotherapeutin Betsan Corkhill aus dem Jahr 2013, die im Journal of Occupational Therapy veröffentlicht wurde, kann das Stricken etwas Glück in unser Leben bringen. Carrie Barron, Professorin für Psychiatrie an der Columbia University, fügt hinzu, dass Stricken ähnliche Vorteile wie Meditation hat.

Studien sind jedoch kritisiert worden, weil sie Interpretationen entwickeln, die irrelevant sind und die Kriterien der Wissenschaftlichkeit aus der Perspektive der harten Wissenschaften, auf die sie sich beziehen, nicht erfüllen. Eine Reihe von Meta-Analysen[64] [65] [66] haben diese Ergebnisse moduliert und manchmal in Frage gestellt. Der Nutzen der Meditation wird jedoch nicht in Frage gestellt, und meist wird nur die Methode der Auswertung angefochten.

Wenn die Vorzüge der Meditation von einem großen Teil der wissenschaftlichen Gemeinschaft anerkannt werden, liegt das Problem, das aus meiner Sicht bestehen bleibt, auf der Ebene des aktiven Prinzips der Meditation: Was ist in der Meditation wirksam? Ist es der Kontakt mit der Stille, der die Regeneration der Zellen des Hippocampus[67] fördert, Stress und kardiovaskuläre Risiken reduziert, Kreativität und Selbstentdeckung fördert? Oder handelt es sich um die Mobilisierung der Aufmerksamkeit, die bekanntlich Stress reduziert, wenn sie das Denken von seiner störenden Quelle ablenkt? Oder ist es positives Denken, das bekannt dafür ist, Glück[68] zu fördern oder die Stimmung und das allgemeine Wohlbefinden[69] zu verändern?

64   Van Dam N., "Mindfulness and Meditation Need More Rigorous Study, Less Hype", *Perspectives on Psychological Science, Journal of the Association for Psychological Science*, 2017.
65   Hopkins J., "Meditation for Anxiety and Depression?", *Journal of American medical association*, 2014.
66   Nicolas T., Van Dam N., et al., „Perspective on psychological science. Mind The Hype: A critical evaluation and prescriptive agenda for research on mindfulness and meditation", Perspect Psychol Sci., janvier 2018, 13(1):36-61, doi: 10.1177/1745691617709589, epub 10 octobre 2017.
67   Kirste I., Nicola Z., Kronenberg G., Walker T. L., Liu R. C. et Kempermann G., "Is silence golden? Effects of auditory stimuli and their absence on adult hippocampal neurogenesis", *Brain Struct Funct.*, 2015, 220(2): 1221-1228. Publié en ligne le 1er décembre 2013, doi: 10.1007/s00429-013-0679-3 PMCID: PMC4087081.
68   Watkins Ph. C., Woodward K., Stone T. et Kolts R. L., "Gratitude and happyness: development of a measure of gratitude and relationships with subjective well-being", dans *Social behavior and personality*, 2003, 31(5), 431-452, Eastern Washington University, Cheney.
69   Proyer R., Wolf A., "Humor and Well-Being", dans *Reference Module in Neuroscience and Biobehavioral Psychology*, 2017.

Oder ist es die Musik, die oft die Meditationspraxis begleitet, die den Blutdruck verbessert, Schmerzen lindert, die Plastizität des Gehirns erhöht und den Dopaminausstoß[70] aktiviert?

Zusammengefasst

Persönlich zog ich es vor, mich im Rahmen des CERAP auf die Frage zu konzentrieren: „Was erleben die Menschen während ihrer Meditation?", statt mich zu fragen was im Gehirn passiert. Nur ein qualitativer Ansatz kann diese Frage beantworten. Abgesehen vom Subjektivismus, vor dem wir uns hüten müssen, weil er die Realität manchmal grob verzerrt, bleibt das Studium der Subjektivität das geeignetste Mittel, um die Auswirkungen der Meditation zu analysieren. Die Phänomenologie ist die wirksamste Methode, um Zugang zu jener Intimität zu erhalten, die Menschen in der Meditation erfahren und deren sie sich nicht unbedingt bewusst sind.

Qualitative wissenschaftliche Ansätze ermöglichen ein besseres Verständnis des in der Meditation ablaufenden Prozesses. Um diesen Punkt zu veranschaulichen: Die innere Bewegung, die in der Meditation des vollen Gewahrseins erlebt werden kann, konnte bislang durch bildgebende Verfahren nicht objektiviert werden. Die Menschen, die in sie eingetaucht sind, bezeugen jedoch, dass in ihrem Körper eine innere, langsame und globale Bewegtheit vorhanden ist. Abgesehen von einigen wenigen Details finden wir in jeder Aussage über sie eine gemeinsame Beschreibung auf der Ebene der bewegten Form, die sie annimmt, und der Wirkungen, die im Körper und in der Psyche erzeugt werden.

Die Meditation des vollen Gewahrseins stützt sich vorrangig auf die Stille, genauer gesagt auf das Verhältnis von Gewahrsein und Stille, auf die Mobilisierung der Aufmerksamkeit, die durch eine Qualität des Gewahrseins gesteigert wird, auf das positive Denken, das am Ort der inkarnierten

---

70   Den'etsu Sutoo et Kayo Akiyama, "Music improves dopaminergic neurotransmission: demonstration based on the effect of music on blood pressure regulation", *Brain Research*, 2004, 1016, 255-262, Elsevier.

Tiefe entsteht, und schließlich auf die innere Bewegung, das aktive Prinzip der Meditation.

Vom „Größten des Menschen" zu dem „was größer ist als der Mensch"

Wir nähern uns dem Ende meiner persönlichen, spirituellen und wissenschaftlichen Reise. Es erscheint mir wichtig, genauer über das zu sprechen, was mich heute antreibt. Mehrere Generationen von Studenten haben gehört, wie ich die Unterscheidung zwischen dem „Größten des Menschen" und dem „was größer ist als der Mensch" getroffen habe. Ich dachte nämlich - und denke immer noch -, dass man an sich selbst arbeiten müsse, bevor man sich guten Gewissens an metaphysische Fragen wie „Gibt es ein Leben nach dem Tod? „oder „Existiert Gott?" heranwagen kann.

Auf diese Fragen habe ich immer noch keine endgültige Antwort. Ich bevorzuge diejenige, die zu Lebzeiten überprüft werden kann: „Gibt es ein Leben vor dem Tod?" Meine Antwort ist ja. Aber von welcher Art von Leben sprechen wir? Das Leben, von dem wir hier sprechen, ist mehr als nur Emotionen zu leben, zu denken und zu handeln.

Zwei Leitsprüche haben mein Leben begleitet: „ Bewegung ist Leben" und „Leben ist Bewegung". Ich habe sie in ihren sichtbaren und unsichtbaren, objektiven und subjektiven Formen studiert. Und noch heute stellt sich mir die Frage, die mich nicht losläßt: „Ist die unsichtbare Bewegung, die sich im Herzen des vollen Gewahrseins dem Bewusstsein zeigt, eine Eigenschaft des Menschen oder eine Manifestation dessen „was größer ist als der Mensch"?"

Das „Größte des Menschen"

Wir können es besser, so viel ist sicher. Vielleicht können wir sogar noch größer werden und die Art und Weise, wie wir sind, die Qualität unseres Lebens, die Verbindungen, die wir zu anderen knüpfen, verbessern. Wir spüren, dass die menschliche Natur wahrscheinlich schöner und viel besser ist als das, was sie von sich zeigt. Wir alle haben das Schlimmste in der Menschheit erlebt - mit dem Nationalsozialismus zum Beispiel - und manchmal zeigen uns einige Menschen den Weg des „Größten des Menschen", außergewöhnliche Wesen wie Gandhi, die für Gewaltlosigkeit eintraten und das Schicksal eines ganzen Landes veränderten.

Das „Größte des Menschen" zu entwickeln erschien mir essenziell: Es obliegt jedem Menschen, sich aufzurichten um sich zu erheben und auf diese Weise die Verantwortung für seine Menschlichkeit zu übernehmen, die er bewusst oder unbewusst in sich trägt und die ihn trägt.

Aus dieser Überzeugung heraus habe ich auf meiner Ebene versucht, zur Entwicklung des menschlichen Potenzials beizutragen. Ich habe mich nicht direkt an das Bewusstsein und das Denken gewandt, sondern an die Wahrnehmung und an das Gewahrsein, die im Verhältnis zu ihren Möglichkeiten unterschätzt werden und im Verhältnis zu den Möglichkeiten des Menschen noch keine Reife erlangt haben.

Deshalb habe ich mich für die Bereicherung der Wahrnehmungsfähigkeiten als Mittel zur Entwicklung des menschlichen Teils des Menschen eingesetzt. Im Laufe meiner persönlichen, beruflichen, spirituellen und wissenschaftlichen Forschungen ist mir jedoch bewusst geworden, dass der Mensch nicht alle seine relationalen Ressourcen ausgeschöpft hat. Gleichzeitig habe ich eine Wahrnehmungsblindheit und eine Verarmung des Gewahrseins seiner selbst, der anderen und der Welt beobachtet.

Ich habe daher versucht, Interventionsmodelle zu schaffen, die die Wahrnehmungsfähigkeiten und das volle Gewahrsein optimieren können. Um dies zu erreichen, war es notwendig, eine neue Art der Wahrnehmung zu entwickeln, eine Form der kontemplativen „gesteigerten Wahrnehmung", die in der Lage ist, die subtilen Nuancen im Körper zu erfassen, die durch die gewohnheitsmäßige Wahrnehmung weder wahrgenommen noch bewusst gemacht werden. Bei der Erforschung dieser neuen Fähigkeiten entdeckte ich eine Aktualisierung von Potentialitäten, die ich nicht für möglich gehalten hätte. Durch diese Bereicherung der Wahrnehmung wird das „Größte des Selbst" greifbar. Aber es ist ein echtes Abenteuer, das „Größte des Menschen" zu erforschen, denn niemand weiß, wozu er wirklich fähig ist.

Das „Größte des Menschen" zu erforschen bedeutet, die intellektuellen, perzeptiven, kognitiven, zwischenmenschlichen und verhaltensbezogenen Fähigkeiten zu entwickeln, mit denen der Mensch von Natur aus ausgestattet ist. Wir möchten unsere Denkweise verbessern, unsere Emotionen leben, edlere Verhaltensweisen annehmen und schließlich uns im Herzen der menschlichen Wärme in ihrer pragmatischsten Form aufhalten.

Ich habe immer versucht, bei dem Begriff der Potenzialität das richtige Maß zu finden, da ich diesen Begriff für heikel halte. Denn was kann im Grunde „zu dem werden was man ist" bedeuten? Ist es das was in einem selbst latent vorhanden ist und nur darauf wartet, sich auszudehnen, oder ein Ideal, das es zu erreichen gilt? Ob es uns gefällt oder nicht, wir sind nicht alle dazu bestimmt, das zu tun, was wir wollen. Zum Beispiel war es mir nicht gegeben, eine mathematische Intelligenz zu haben, noch eine linguistische. Wenn ich Mathematiker hätte werden wollen, hätte ich extreme Willenskraft aufbringen müssen, um schließlich im besten Fall ein mittelmäßiger Mathematiker zu werden. Dabei hat jeder von uns eine Begabung. Meine beruhte auf drei Formen der Intelligenz[71]: die kinästhetische, die intrapersonale und die interpersonelle Intelligenz. Diese bilden die Grundlage, von der aus ich das Leben erforschte und alle anderen Formen der Intelligenz entfaltete.

Schließlich bedeutet die Entwicklung des eigenen Potenzials zuallererst, seinen Platz, sein Talent, seine Stärken zu finden. Ich war von Natur aus mit einer sehr effektiven schar-

---

71 Howard Gardner beschreibt neun Formen von Intelligenz: linguistische, logisch-mathematische, räumliche, intrapersonale, interpersonelle, kinästhetische, musikalische, naturalistische und existenzielle

fen Wahrnehmung ausgestattet. Ich könnte sagen, dass ich in Punkto Wahrnehmung so begabt bin, wie jemand anderes in Mathematik. Ich verließ mich auf diese Fähigkeit, um meine Kreativität, meinen Sinn für Unmittelbarkeit und meine Anpassungsfähigkeit zu entwickeln. Ich versuchte nicht das zu werden, was ich bin, sondern das zu sein, was ich am werden war. Diese Haltung erlaubte es mir, allmählich in Beziehung zu meiner Innerlichkeit zu treten und sozusagen das Unfassbare zu erfassen, als ich die Gegenwart dieser inneren Bewegung in meinem Körper wahrnahm.

Zuerst dachte ich, es handele sich um eine einfache Belebtheit, eine Art natürliche Physiologie des Körpers, die ich nicht kannte. Dann wurde mir klar, dass diese Bewegung aktiv an meinem Wachstumsprozess beteiligt war. Wenn ich mit ihr in Kontakt war, wurde ich sensibler, kreativer, mir meiner selbst und anderen mehr gewahr. Und mein Verhalten nahm nach und nach Qualitäten an, die spezifisch für das Wesen dieser Bewegung waren. Erst viel später kam mir die Vermutung, dass es sich dabei um den Ausdruck des Prinzips des Lebendigen handelt.

In den meisten Fällen ist der Prozess der Enthüllung und Aneignung progressiv, sowohl in seiner Chronologie als auch in seiner Intensität, und erfolgt in mehr oder weniger intensiven und tiefen Schritten. Je mehr wir im Laufe der Zeit mit dem „Größten von uns selbst" in Kontakt kommen, desto mehr erhalten wir Zugang zu dem „Größeren als wir selbst". Und ich bin überzeugt, dass wir Menschen alle diese Fähigkeit in uns tragen.

Das „Größere als der Mensch"

Man bildet sich ein, dass das „Größere als der Mensch" so hell und intensiv ist, dass man unmöglich an ihm vorbeigehen kann. In Wirklichkeit aber kann man es nur durch das Winzige, das unendlich Subtile wahrnehmen. Die heutigen Wissenschaften beschäftigen sich mit dem unendlich Kleinen und dem unendlich Großen, und ich habe mein ganzes

Leben damit verbracht, das unendlich Tiefe zu untersuchen. Die Begegnung mit dem „Größeren als man selbst" ist seltsamerweise weder die Erforschung der Sterne, des Himmels oder der Planeten noch die Erforschung von Nanopartikeln. Um Zugang zum „Größeren als man selbst" zu erhalten, braucht es mehr als das. Es bedarf einer Begegnung, einer Beziehung. Wenn die Beziehung in volles Gewahrsein gekleidet ist, erlangen wir Zugang zur Tiefe. Im Allgemeinen wird Tiefe mit dem gleichgesetzt, was sich am Grund von etwas befindet, am Grund von einem selbst. In Wirklichkeit ist Tiefe kein Ort, sondern ein Zustand, der Grenzen überschreitet, sowohl innerhalb als auch außerhalb des Körpers. Hier findet die Begegnung mit der inneren Bewegung statt.

Die Manifestationen des Größeren als der Mensch

Die Stille

Wie kommen wir an das „Größere als man selbst" heran, ohne uns in komplexe metaphysische Reflexionen zu vertiefen? Indem wir mit den Füßen auf dem Boden bleiben, während wir die Stille durchdringen. Die Stille ist die Kommunikationsart und der Ausdruck, die dem Absoluten am nächsten sind. Wenn man ihr im vollen Gewahrsein aus dem Ort seiner Tiefe zuhört, ist sie von einem aktiven Prinzip belebt, das die Belebtheit der inneren Bewegung verstärkt.

Die innere Bewegung

Die innere Bewegung ist der lebendige Ausdruck des Lebens, das Kraftprinzip der Natur, das sich in unserem Körper ausdrückt. Ich habe ihr den Namen „substantielle Bewegung" gegeben, um ihren universellen Charakter zu definieren. Vom ersten Kontakt an erschien sie mir als eine Substanz in Bewegung, so sehr war ihre Textur für das Bewusstsein spürbar - eine Form von bewegter Dichte, die ihr als Stütze dient, um dem Bewusstsein zu erscheinen. Spinoza verwendet den Begriff „Substanz", um das zu bezeichnen, was weder Anfang noch Ende hat und daher von keinem Schöpfungsakt außerhalb von ihr selbst abhängig ist. Warum ihr dann den Namen „innere Bewegung" geben? Der Akt des Wahrnehmens der substantiellen Bewegung beinhaltet die Beteiligung der kognitiven, perzeptiven und relationalen Fähigkeiten des Menschen. Sie wird zunächst im Fleisch empfunden, von wo aus sie verinnerlicht wird, um dann über das Gehirn bewusst zu werden. Die Wahrnehmung geschieht also intern, daher der Begriff „innere Bewegung".

Der nicht gedachte Gedanke

Endlich wurde mir klar, dass die Bewegung die Bewegtheit des Denkens stimuliert – nicht gedachtes Denken, das einen heraustreten lässt aus den eigenen Vorstellungen, Gewohnheiten und Vorurteilen. Es gibt sich auf eine unmittelbare, warmherzige, positive, kreative Art und Weise und ist immer der Lösung zugeneigt.

Ich habe auch bemerkt, dass dieses Denken operativ ist, dass es in der Lage ist, die Dinge sofort und in einer den Umständen angemessenen Weise zu synthetisieren. Ich habe immer versucht, eine Pädagogik, Werkzeuge, Protokolle zu schaffen, die es uns ermöglichen, diese Art von Gedanken, die im Kontakt mit den Sensiblen entstehen, zu erfassen.

Die menschliche Wärme

Die Wahrnehmung der inneren Bewegung lässt sich nicht in einem einfachen physikalischen Gesetz zusammenfassen, sie ist mit einer relationalen Qualität bestückt, die das volle Gewahrsein erfordert und fordert. Man spürt dann eine echte menschliche Wärme im Herzen seines Fleisches, die allmählich einen Liebeszustand von unaussprechlichem Wohlgeschmack erweckt. Dies vermittelt das seltsame Gefühl, dass die Bewegung in dem Moment, in dem man ihr begegnet, den Geschmack der Menschlichkeit in sich trägt und dass sie in ihrem Schoß die Liebe trägt, die die bekannten oder unbekannten Weisen, die sie empfangen haben, ihr entgegen gebracht haben. Die Menschen, die sie erleben, lieben es, von dieser Kraft beseelt zu werden, die über sie hinausgeht.

Auch ich persönlich habe es immer geliebt, von dieser Kraft beseelt zu werden, die offensichtlich nicht von mir ausgeht und meine eigene Fähigkeit zur Liebe übersteigt. Die innere Bewegung zu leben bedeutet, eine Art Präsenz in sich selbst zu spüren, mit der ein Band der Liebe geschaffen wird.

Angesichts dieser Erfahrung habe ich mich immer gefragt, ob das, was ich fühlte, die Liebe war, die der Bewegung innewohnte, oder cher die Liebe, die ich der Bewegung entgegen brachte. Da ich ein glühender Anhänger des freien Willens war und den Geist der Laien kultivierte, entschied ich mich für die zweite Lösung, auch wenn die Kraft dessen, was ich erlebte, mich manchmal an der Nicht-Existenz eines Gottes zweifeln ließ. Dennoch glaube ich nach wie vor nicht an die Existenz eines Schöpfers, eines providentiellen und allmächtigen Gottes und stimme daher mit Spinozas Standpunkt überein.

Wenn ich eine Beziehung des vollen Gewahrseins mit der Bewegung aufbaue, so habe ich das wertvolle Gefühl, dass dort, wo die Bewegung ist, ich bin. In der Tat fühle ich mich, wenn ich mit ihr in Kontakt bin, mir selbst, dem Leben, den anderen und den Handlungen, die ich tue, voll gewahr, mit einem starken Gefühl der Existenz als Hintergrund.

Im Alter von 70 Jahren hege ich die Hoffnung, dass die Meditation des vollen Gewahrseins zu dem Ort wird, an dem sich ein Teil der Liebe manifestiert, die meine Begegnung mit der Bewegung erweckt hat, und gleichzeitig zu einem Ort der Übertragung, der über diese lebendige und menschliche Kraft, die die Bewegung ist, die Qualitäten der menschlichen Wärme transportiert. Das ist die höchste Manifestation des vollen Gewahrseins. Und heute weiß ich, dass der Mensch alles hat, um glücklich zu sein, sobald er seiner lebendigen Innerlichkeit begegnet ist, da von da an sein Glück nicht mehr von den äußeren Umständen abhängt.

Kapitel 3: Die sieben Zugangswege zur menschlichen Wärme

Meditation ist ein Weg, der auf Wohlbefinden abzielt, so wie es von Carol Ryff und Corey Keyes vorgestellt wurde. Für sie bedeutet Wohlbefinden eine Rückkehr zu einem guten Selbstwertgefühl, einer positiven Vision des eigenen Lebens und guten Beziehungen zu anderen. Es bedeutet auch, ein Gefühl größerer Kontrolle über sein Leben und seine Umwelt zu erlangen und schließlich die Fähigkeit, seiner Existenz einen Sinn zu geben. Mit dieser weiten Definition von Wohlbefinden verbinden wir die Dimension der menschlichen Wärme, die dem Leben Farbe verleiht.

Mit der Meditation erhalten wir Zugang zu einer interaktiven Welt, die dazu neigt, unsere menschliche Qualität zu verbessern. Zuvor müssen wir jedoch bestimmte Schritte unternehmen, angefangen mit der Wiederherstellung der Verbindung zur Stille, der Pflege Selbstgewahrseins, der besseren Kontrolle von Stress- und Angstzuständen und der Wiedergewinnung des Selbstwertgefühls. Dank dieser Haltung sind wir besser in der Lage, den Sinn unseres Lebens zu würdigen und anzuerkennen, indem wir die menschliche Wärme, nach der wir alle streben, kultivieren, ernten und teilen.

1. Wieder anknüpfen an die Stille

Für manche Menschen kann die Stille langweilig, ja sogar störend sein, weil sie sie auf sich selbst zurückwirft. Dann schmücken sie sie aus mit Lärm, Unruhe und verschiedenen Aktivitäten, um ihren Geist zu beschäftigen, sie gehen dabei aber ein wenig verloren. Es ist auch möglich, dass man angesichts der Stille, die zwischen zwei Menschen entsteht, deren Beziehung nicht harmonisch ist, Unbehagen empfindet. Aber für die meisten von uns ist die Stille eine Quelle des Friedens.

Der norwegische Entdecker Erling Kagge sagt uns in seinem Buch: „Ich glaube, dass jeder in seinem Inneren Ruhe finden kann. Sie ist die ganze Zeit da, auch wenn wir von viel Lärm umgeben sind." Tatsächlich ist dieser Ort der Stille ein geheimnisvoller und unberührter Kontinent, seit die Welt eine Welt ist. Sie ist dauerhaft in uns vorhanden, aber oft versteckt durch eine Unruhe, die dem Außenlärm zu viel Raum lässt.

Was ist also dieser Ort der Stille? Wie können wir dieser inneren Stille begegnen, die die unsere ist?

Die Stille ist nicht nur gleichbedeutend mit der Abwesenheit von Lärm, sie ist auch ein Aufruf zur Einkehr, der uns ermutigt, zu uns selbst zurückzukehren, ein Schlüssel, der die Tür zu neuen Wahrnehmungen öffnet. Ihr Zeit zu geben ist in dieser turbulenten Welt, in der nur Leistung gilt, keine Selbstverständlichkeit. Wir könnten dann den Eindruck haben, dass sich erlauben einen Moment lang still zu bleiben Zeitverschwendung ist, weil wir nichts zu tun. In ihrer Nähe zu sein bietet jedoch einen Moment der nährenden Atempause von dieser Hektik, einen Moment der Erneuerung und Erholung. Es ist aber auch in gewisser Weise ein politischer Akt, d.h. eine Positionierung, die das Recht beansprucht, einen Schritt zurückzutreten, den eigenen Lebensweg zu würdigen und sich schließlich die Reflexion den eigenen Gewohnheiten entgegen zu setzen, um die eigenen Prioritäten, Unzufriedenheiten und Bedürfnisse zu überdenken.

Meditation erfordert es, der Stille zu begegnen, um dem Lärm und der Unruhe zu entfliehen, um sich selbst eine Zeit intensiver Reflexion zu gönnen, die dazu einlädt, sich seiner Seins- und Lebensweise voll bewusst zu werden.

Über diesen Aspekt hinaus nimmt die Stille, der man während der Meditation in sich selbst begegnet, die Form einer Substanz an, die von einer unendlich sanften und mächtigen Kraft belebt wird, in deren Kontakt alles stabil zu sein scheint und die den Horizont von der Erde bis zum Himmel einnimmt.

Es genügt, sich für einige Augenblicke in einem ruhigen Raum zu isolieren, die Augen zu schließen und seine Aufmerksamkeit auf seine Körperhaltung zu richten, um diesen Ort der Stille zu finden, der in jedem von uns auf unwandelbare Weise angesiedelt ist. Wenn wir es nicht mehr schaffen, der Stille in unserem eigenen Leben Platz zu machen, dann ist das ein Zeichen dafür, dass wir anfangen, von den Ereignissen überwältigt zu werden, und dass wir diesen so notwendigen Ort der Mäßigung und des Rückzugs verlassen haben.

Hier sind einige Beispiele für die Konfrontation mit dem Schweigen.

Vor der Stille zu fliehen bedeutet vor sich selbst zu fliehen

Beatrice kann den Spiegeleffekt der Stille nicht ertragen. Nicht immer gefällt ihr die Spiegelung. Dann wendet sie Strategien an, um die Angstzustände zu vermeiden, die durch die Konfrontation mit der Stille und der Einsamkeit verursacht werden. Sie kompensiert mit einem regen sozialen Leben und vielen verschiedenen Beschäftigungen. Sie flüchtet sich in die Aktion und in das Neue.

Die gezähmte Stille als Quelle des Genusses

Angesichts der Stille, der sie in der Meditation begegnet, wird sich Janine ihrer Phobie vor der Stille bewusst und stellt den Zusammenhang zwischen dieser Phobie und ihren Angstattacken her. Sie beharrt auf der Meditationspraxis und bemerkt, dass sie ihrem Körper immer näher kommt und die Stille zähmt, so dass sie heute in Momente der Stille eintaucht, die sie immer schmackhafter findet.

Die aktive Kraft der Stille

Lola lebt ihre erste Erfahrung der Meditation als eine echte Pause: „Einfach die Sanftheit der Stille leben, die in mir ihr Werk vollbringt. „In diesem Moment verlässt sie das aktive, sogar hyperaktive Zuhören, das sie normalerweise verwendet. Diese neue Haltung schafft in ihr einen „Raum, in dem sich die Stille langsam entfalten konnte". Dies scheint ihr weich, leicht und schmackhaft zu sein. Sie erzählt uns, wie sie vorgeht, um die Handlungskraft der Stille zu entdecken:

• Den Ort des Vertrauens finden, der in mir existiert, und mich darauf verlassen, um ohne Meinung oder Bewertung eine Erfahrung zu machen.

• Einen Geschmack, eine Konsistenz wahrnehmen, die ich als einen positiven inneren Bezugspunkt erkenne.

• Die Beziehung zur Gegenwart pflegen und diesen Moment erleben, der mir in jedem Augenblick gegeben wird.

• Den Blick auf die Dinge ändern und sie mehr aus dem Inneren erleben.

2. Das Selbstgewahrsein kultivieren

Wie wir gesehen haben, ist es für die Entwicklung der Beziehung zum Leben unerlässlich, sich der Gegenwart gewahr zu sein. Aber die Gegenwart voll zu leben, ist nochmal etwas anderes. Denn wenn die Uhrzeit für alle die gleiche ist, so ist das Gewahrsein der Zeit für jeden einzigartig. Es ist dieser singuläre Teil, der in der vergehenden Zeit erfasst werden muss.

Meditation ist ein Prozess, bei dem Haltungen und Gefühle verstärkt werden, die in unserem täglichen Leben normalerweise nicht wahrgenommen werden. Um dies zu erreichen, müssen wir das Selbstgewahrsein kultivieren. Wir müssen gewissermaßen die Furchen graben, die uns zur Innerlichkeit führen, und unseren Affekt, unsere Emotionen, unsere Darstellungen pflügen, um die Fruchtbarkeit des Bodens unseres Lebens zu erhöhen.

Sich selbst gewahr zu sein, erfordert eine introspektive Virtuosität, dank der wir uns selbst beobachten und erforschen können. Es geht nicht einfach darum, ein Ereignis wahrzunehmen, das aus der Außenwelt kommt, sondern zu erfassen, was in uns selbst geschieht. Die Praxis der Meditation des vollen Gewahrseins bedeutet natürlich, seine Aufmerksamkeit auf den Gegenwartsmoment zu richten, aber vor allem auf die Beziehung, die wir zu unserem Leben und zu unserer Umwelt unterhalten. Das Selbstgewahrsein zu fördern ist der Schlüssel zur menschlichen Wärme.

Das Selbstgewahrsein, eine zweite Geburt
Jeff sah das Leben außerhalb von ihm, um ihn herum, aber niemals in ihm selbst. Dies versetzte ihn in einen Zustand permanenter Depression und Unwohlsein. Ihm wurde bewusst, dass er durch andere lebte und dass für ihn zu leben dies bedeutete. Er war sich seiner selbst nicht gewahr und fühlte sich in zwei Hälften geteilt, seinen Körper auf der einen Seite und seine Gedanken auf der anderen. Als er der Meditation begegnete, integrierte er sie in sein Leben, um aus „seinem Prozess des Nicht-Lebens, des Nicht-Ich", wie er es nannte, herauszukommen.

Vom ersten Kontakt mit der Methode an wurde ihm etwas Tiefgreifendes bewusst, nämlich dass er sich sein Leben **über** sein **Körper**gewahrsein einfach wieder aneignen musste. Er entdeckte sogar das Vergnügen, in seinem Körper zu leben: „Ich bin mir gerne meines **Körper**s gewahr und spüre, wie das Leben in mir fließt." Diese Begegnung mit der inneren Bewegung ist die allererste Erfahrung, die seine Beziehung zu sich selbst und seinen Standpunkt zum Leben verändert hat. Das Gewahrsein seiner selbst wieder zu finden, war eine „zweite Geburt".

3. Sein Leben in Ehren halten

Wie wehrt man das „Absurde" ab? Mit diesem Begriff bezeichnet Heidegger ein sinnloses Leben, in dem der Mensch in ein „man" inbegriffen wird. Dies führt dazu, dass man sich in einem anonymen Durchschnitt versteckt, statt, wie man es sich eigentlich wünscht, in seiner ganzen Dimension und Originalität zu erscheinen. Dabei haben wir jedoch alle den Wunsch zu erscheinen, uns trauen zu sein, unseren Platz einzunehmen und unseren tiefsten Bestrebungen treu zu bleiben.

Eine andere Art und Weise, sein Leben zu würdigen, besteht zweifellos darin, den Zauber der einfachen Tatsache, am Leben zu sein, wertzuschätzen und den kostbaren Charakter dieser einzigartigen Zeitspanne, die uns angeboten wurde, auszukosten.

Nichts ist für uns persönlicher als die Zeit, die unser Leben prägt, in der jede Sekunde zählen sollte, als ob sie die letzte wäre. Darüber nicht mehr zu staunen ist ein Zeichen, das der Entfaltung wenig zuträglich ist.

Dies führt dazu, dass wir zu einer Person der Gegenwart werden, die jede Sekunde ihres Lebens würdigt, anstatt ihre Zeit damit zu verbringen, ihre Geschichte in einem Rückspiegel zu betrachten, in dem die Vergangenheit wichtiger erscheint als die Gegenwart und die noch zu lebende Zeit. Wir müssen also unsere Beobachtungshaltung ändern und unser Bewusstsein auf das richten, was wir tun und was wir tun werden. Dann wird Leben zu einer Kunst, sich selbst im Herzen dieser magischen und einzigartigen Zeitlichkeit gewahr zu sein.

Dies ist eine schöne Perspektive, die es uns erlaubt, unser Leben zu würdigen. Es erfordert, den Weg der Innerlichkeit zu gehen, innere Schönheit zu erfahren und den Wunsch zu haben, ganz man selbst zu werden, indem man diese natürliche innere Kraft wiederentdeckt, die nach Erfüllung strebt.

4. Sich selber wieder wertschätzen

Das Selbstwertgefühl entspricht dem mehr oder weniger wohlgesonnenen Gefühl, das wir für uns selbst empfinden, und der Wertschätzung, die wir uns selbst entgegenbringen. Mangelndes Selbstwertgefühl hat Folgen in allen Bereichen unseres Lebens.

Wenn wir uns in die Augen schauen, haben wir dann wirklich eine gute Meinung von uns selbst? Welchen Wert messen wir uns selbst bei? Akzeptieren wir uns so, wie wir sind? Oder werten wir uns im Gegenteil ständig selbst ab?

In der Literatur werden zwei Hauptansätze für ein geringes Selbstwertgefühl genannt: eine intrapersonale Sichtweise und eine interpersonale Sichtweise.

Die erste stammt von einem Bezug zu einem idealen Ich, das wir vergeblich zu erreichen versuchen. Die Feststellung, des Unterschieds zwischen dem, was wir sind, und dem, was wir sein wollen, bringt in ihrem Gefolge ein negatives Selbstwertgefühl mit sich. Tatsächlich beruht das Defizit an Selbstwertgefühl auf drei Säulen: dem Mangel an Selbstliebe, der unsere Unfähigkeit widerspiegelt, uns selbst zu lieben, dem negativen Selbstbild, das die Art und Weise widerspiegelt, wie wir uns selbst betrachten, und dem Mangel an Selbstvertrauen, der sich auf unsere Unfähigkeit bezieht, das, was wir uns wünschen, umzusetzen oder bei dem, was wir unternehmen, Erfolg zu haben.

Die zweite befasst sich mit dem Selbstwertgefühl im Hinblick darauf, wie wir anderen und der Welt gegenüber sind. Diese Sichtweise hängt von sozialen Interaktionen ab, insbesondere davon, wie wir uns von anderen bewertet fühlen. Wir neigen dann dazu, uns mit anderen zu vergleichen und in deren Augen nach der Wertschätzung zu suchen, die uns fehlt.

Meditation kultiviert die Fähigkeit, ein wohlgesonnenes Gefühl uns selbst gegenüber zu hegen. In der Tat lässt uns die innere Schönheit, die sich dem Bewusstsein in der meditativen Erfahrung zeigt, einen Teil von uns entdecken, der schön, warm und ausgeglichen ist. Das volle Gewahrsein verändert die Art und Weise, wie wir uns selbst erleben und betrachten. Diese neue Art, sich seiner selbst gewahr zu sein, wird auch zu einer neuen Art, in der Welt zu sein. Wir hören auf, uns emotional zu vergleichen.

Dann entdecken wir eine neue Motivation, uns selbst zu lieben, im Herzen einer Beziehung, die von Wohlwollen für uns selbst und andere erfüllt ist. Von dort aus fühlen wir eine von innen heraus genährte Motivation, die unsere Motivation zum Leben und Handeln anregt.

Die innere Bewegung, Quelle des Selbstwertgefühls

Joëlle, eine 57-jährige Frau, hat ein negatives Selbstbild. Sie berichtet sofort davon, dass sie, von klein an, dachte, sie sei ein böses Mädchen nach einem verstörenden Ereignis, das sie mit 5 Jahren erleben musste. Ihre Sicht auf sich selbst und auf die Welt war negativ, und ihr Funktionieren beruhte im Wesentlichen auf einer äußeren Verstärkung: „Ich existierte durch den Blick des anderen, ich war mit meinem Leben unzufrieden, ich konnte meine Gegenwart nicht leben, meine Vergangenheit war die Ursache meines Leidens."

Sobald die Außenwelt ungünstig auf ihre Not reagierte, brach sie zusammen und fiel in die Leere, fühlte sich abgelehnt, verlassen. Es dauerte lange, bis sie ihre eigene Verantwortung in diesem Prozess akzeptierte.

Dann entdeckte sie während einer Meditation des vollen Gewahrseins (in Form einer sensorischen Introspektion) die innere Bewegung: „Dieses Selbstgewahrsein, das aus einer bewegten Präsenz in meinem Inneren stammte, erfüllt mich mit Liebe, Sanftheit, Frieden und Vertrauen." Sie beschreibt diesen besonderen Moment in Form einer Versöhnung: „Dieser freundliche Blick, den ich auf mich selbst werfen kann, hat es mir ermöglicht, eine Liebe zu mir selbst zu entwickeln. Ich habe sie akzeptiert und validiert." Mit jedem neuen inneren Erlebnis wandelte sich ihr Bild und sie konnte sich sagen: „Ich bin ein gutes Mädchen, ich schäme mich nicht mehr."

Sie teilt uns den Prozess mit, den sie zur Festigung eines positiven Selbstwertgefühls entfaltet hat:

• Ich führe eine sensorische Introspektion durch, die ich mit Gegenständen konstruiere, die ich in ihrer Entwicklung beobachte und beschreibe (um meinen Geist zu beschäftigen).

• Ich werde ruhiger, langsamer, lasse meine negativen Gedanken hinter mir.

• Ich entscheide mich für den Zugang zu dem Ort in mir, an dem es keine Turbulenzen gibt.

• Ich ziehe es vor, meine kostbare Zeit nicht mit Stimmungen zu verschwenden, die von destruktiven Gedanken genährt werden.

• Zum guten Abschluss sagt sie: „Das Wichtigste ist die Gegenwart, es ist das Leben, das ich heute führe, und heute kann ich sagen, dass ich glücklich bin.

5. Den Sinn des Lebens voll bejahen

Was genau bedeutet es, „den Sinn seines Lebens zu verlieren"? Das Wort „Sinn" hat in der französischen Sprache drei verschiedene Bedeutungen: Mittel zur Sensibilität, Richtung oder Orientierung und Bedeutung. Hinzufügen können wir den Wert, den wir den Dingen verleihen.

Wir alle haben Zeiten durchgemacht, in denen wir das Gefühl hatten, den roten Faden unseres Lebens zu verlieren. In diesen Momenten werden wir von dem Gefühl überwältigt, dass uns der Sinn unseres Lebens entgeht, wir wissen nicht mehr, warum wir handeln, und manchmal nehmen wir uns sogar als nutzlos wahr. Begleitet von einem Motivationsverlust können diese Momente auch unsere Lebensfreude beeinflussen. Der Sinnverlust betrifft also zahlreiche Bereiche unserer Existenz.

Wir empfinden ein Gefühl der Frustration, weil wir in Bezug auf bestimmte berufliche, familiäre oder andere Erwägungen nicht das getan haben, was wir anstrebten (uns nicht getraut haben, Angst gehabt haben, nicht die Maßnahme ergriffen haben, um ...). Kurz gesagt, wir tragen in uns ein dunkles Gefühl, das unser Leben vergiftet. Es ist dringend notwendig, dieses Gefühl zu transformieren, denn es ist besonders unangenehm und abwertend.

Wir haben auch manchmal das Gefühl, dass wir nichts vom Leben gelernt haben, wenn wir uns mit der Wiederholung von Verlustmustern konfrontiert sehen, über die wir keine Kontrolle hatten. Doch dieser Eindruck ist meistens falsch. Das Leben lehrt uns. Die Zeit lehrt uns. Unter der Bedingung, dass wir uns die Zeit geben, einen Schritt zurückzutreten, eine neue Perspektive zu entwickeln, um den Zusammenhang der Kohärenz zwischen den Ereignissen zu entdecken.

Es gibt also Schlüsselmomente im Leben, die es verdienen, wieder aufgegriffen zu werden und die für Menschen auf der Suche nach Sinn eine große Herausforderung darstellen. Manchmal geht dieses Bewusstsein bis zu einer existentiellen Frage nach dem Sinn des eigenen Lebens, seiner Nützlichkeit. Wir alle haben die Fähigkeit, unser Leben zu lenken. Meditation zu praktizieren bedeutet, unseren tiefen Wunsch zu reaktivieren, die Richtung zu finden, die wir einschlagen sollen, und nicht mehr in die entgegengesetzte Richtung unserer intimen Überzeugungen gehen zu wollen. Die Meditationspraxis bietet die notwendige Unterstützung, um den dynamischen Prozess des Sinns des eigenen Lebens wieder in Gang zu bringen.

6. Sich vor Stress und Angst bewahren

Stress und Angstzustände sind zu globalen gesellschaftlichen Themen geworden. In einer Zeit, in der die Kulte des Wettbewerbs, der Leistung und der Perfektion die Regel sind, werden ihre verheerenden Auswirkungen oft unterschätzt. Meditative Praktiken, wie sie seit den 1960er Jahren im Gesundheitsbereich erforscht wurden und nun in der Gesundheitsvorsorge ihren Einzug gehalten haben, haben viele wohltuende Auswirkungen gehabt.

Sind wir von Natur aus ängstlich oder neigen wir im Gegenteil dazu, unter allen Umständen Zen zu bleiben? Tatsächlich ist die Definition von Angst komplex. Sie reicht von der einfachen Neigung, sich über die geringste Sache Sorgen zu machen und dabei alle möglichen Reaktionen im eigenen Körper hervorzurufen, bis hin zu einer verstärkten Neigung, die auftritt, wenn wir mit ernsthaften Problemen konfrontiert werden.

Unabhängig davon, ob Angst legitim ist oder nicht, erzeugt sie im Körper die gleichen Auswirkungen: Symptome, die von unseren Gedanken, Ängsten und Befürchtungen abhängen. Wenn der Verstand den Halt verliert, beginnt das Herz so schnell zu schlagen, dass man es im Brustkorb spürt. Die Unfähigkeit, den Herzschlag und unsere organischen Beschwerden zu kontrollieren, verstärkt das Phänomen. Egal, wie sehr wir darüber nachdenken, es hilft uns nicht weiter.

Meditation ist sicherlich der beste Weg, um zu versuchen, die physischen, psychischen und kognitiven Phänomene, die sich daraus ergeben, zu kontrollieren. Andererseits ist es aber auch nicht leicht, mitten in einer Panikattacke zu meditieren. Es ist unmöglich, in diesen Momenten, auf der Suche nach einem neuen Atemzug, die tiefe Stille zu durchdringen. Die Gedanken drängen sich, die Angst nimmt zu, ein Engegefühl in der Brust schränkt ein und dunkle Gedanken bringen eine um sich greifende Somatisierung mit sich. Menschen, die zu Ängsten neigen, wissen aus Erfahrung, dass die psychische Reaktion körperliche Störungen nach sich zieht, die die psychische Belastung noch verstärken.

Was tun? Das Denken umlenken, indem die Aufmerksamkeit z.B. auf die Atmung gelenkt wird, was keine nennenswerte Konzentrationsanstrengung erfordert. Dem Rhythmus der Atmung folgen und diese dann langsam auszuweiten, ermöglicht es, das Ganze zu beruhigen und dem Unwohlsein Einhalt zu gebieten. Man kann die Aufmerksamkeit auch umlenken, indem man sie auf gestische Übungen konzentriert, die langsam und nach einer bestimmten Ausrichtung ausgeführt werden. Tatsächlich besteht die Dringlichkeit während einer Angstepisode darin, die Aufmerksamkeit auf Aufgaben zu lenken, die leicht und konzentriert zu erledigen sind, wie es bei der Atmung und der verinnerlichten Bewegung der Fall ist.

Die Meditationspraxis hat eine sehr positive Wirkung auf Menschen, die eine „krankhafte Neigung" zu Angstzuständen haben. Täglich praktiziert, verändert sie die Denkweise der Menschen, macht sie zunehmend weniger zerbrechlich und reaktionsfähig angesichts von Angst auslösenden Ereignissen. Wo früher ein Wind der Panik wehte, bleibt die Person ruhig und fühlt sich in der Lage, ihre Emotionen, Affekte und

Verhaltensweisen zu kontrollieren. Zu lernen, mit Ängsten umzugehen, ist wesentlich, um gut zu leben, sich auf die Erfüllung des eigenen Wesens zuzubewegen und diesen Ort der aktiven und regenerierenden Stille zu erkunden. Es hat sich herausgestellt, dass regelmäßige Meditationspraxis ist eine wirksame Vorbeugung gegen Angstzustände ist.[72]

7. Die menschliche Wärme kultivieren, in Empfang nehmen und teilen

Jeder hat schon einmal erlebt, dass er angesichts schlechter Nachrichten, Stress oder einer Angst auslösenden Situation ein Gefühl der Kälte und des Unbehagens in seinem Körper verspürt hat. Umgekehrt, wenn wir uns in einer wohlwollenden, harmonischen und glücklichen Situation befinden, erwärmt sich unser Körper und wir fühlen uns wohl.

Wenn Menschen in Resonanz mit der inneren Bewegung treten, werden sie Zeuge einer tiefen Erfahrung von Wärme, die sie an ihre Menschlichkeit erinnert. Wenn man an der Qualität seines Selbstgewahrseins arbeitet, erhält man Zugang zur menschlichen Wärme. Das Gewahrsein ist nämlich der Schlüssel, um Zugang zur eigenen menschlichen Wärme zu erhalten.

Wir verwechseln oft menschliche Wärme mit Affektivität. Affektivität ist das Gefühl, den anderen Menschen zu brauchen, ihn zu brauchen, um unsere Mängel auszugleichen und uns zu beruhigen. Menschliche Wärme hingegen beginnt, wenn wir offen für andere sind, ohne sie zu brauchen. Die Entwicklung menschlicher Wärme erfordert daher emotionale und affektive Arbeit.

---

72   Lieutaud A. et Bois D., „ Place de l'introspection sensorielle dans la pratique méditative et son impact sur l'anxiété „, auf Englisch in *EC psychology and psychiatry (Sensorial Introspection and its Possible Influence on Anxiety towards the Study of its Modalities of Action)* ou en français sur le site du CÉRAP.

Das Konzept der menschlichen Wärme nahm Gestalt an aufgrund der Aussagen von Menschen, die berichteten, dass sie nach einer Sitzung manueller Berührung **Wärme in ihrem Körper er**lebt hatten. Dieses Gefühl ist das erste, das die Menschen verspüren. Danach berichten sie von Gefühlen der Tiefe, der Ganzheit, des Selbstgewahrseins und der Existenz.

Prozess der menschlichen Wärme

• Die Wahrnehmung von Wärme verweist die Person auf ein Gefühl des Vertrauens und beeinflusst ihre Beziehung zu sich selbst und zu anderen.

• Die Wahrnehmung der Tiefe verweist die Person darauf, dass sie sich betroffen und beteiligt fühlt, was den Grad des Interesses, der Neugier und der Motivation beeinflusst.

• Die Wahrnehmung der Ganzheit bezieht sich auf ein Gefühl der Einheit, Stabilität und Solidität, das die eigene Statur im täglichen Leben beeinflusst.

• Die Wahrnehmung des Selbstgewahrseins bezieht sich auf ein Gefühl der Existenz des Selbst, das die Qualität des Gewahrseins der anderen beeinflusst.

• Die Wahrnehmung des Existenzgefühls bezieht sich auf ein Gefühl der Autonomie, das die Selbstbehauptung im eigenen Handeln beeinflusst.

Die Meditation des vollen Gewahrseins fördert die Begegnung zwischen der lebendigen Materie, der inneren Bewegung und dem Bewusstsein der wahrgenommenen Phänomene. Daraus erwächst menschliche Wärme. Die Kombination der verschiedenen Gefühle, von denen in der Erfahrung des inneren Körpers berichtet wird, weckt Wohlwollen und Fürsorge gegenüber sich selbst und anderen.

Die menschliche Wärme ermöglicht eine Ausstrahlung im eigenen Leben, als ob eine Sonne im Inneren wäre. Sie lindert Leiden und schafft inneres Gleichgewicht. Und noch mehr als das: Die menschliche Wärme ermöglicht es uns, das Leben der Menschen um uns herum zu erhellen.

Kapitel 4: Die Praxis der Meditation des vollen Gewahrseins

Zehn Jahre lang in etwa war die Praxis der Meditation des vollen Gewahrseins nur für Studenten und Praktiker der Faszientherapie und der Somato-Psychopädagogik sowie für Patienten, die ihre Innerlichkeit selbständig vertiefen wollten. Heute wird sie allen Menschen angeboten, die nach Erfüllung in ihrem Leben suchen.

Da sich die Medienberichterstattung über meditative Praktiken und das Interesse, das sie hervorrufen, gemeinsam entwickeln, entsteht eine neue Erwartungshaltung, und viele Menschen äußern den Wunsch, meditieren zu lernen. Die Meditation des vollen Gewahrseins ist von dieser Begeisterungswelle nicht verschont geblieben.

Die Pädagogik sowie die praktische Methodik, die die Meditation begleiten, bieten innovative Vorschläge, insbesondere zur Steigerung der Wahrnehmung innerer Nuancen und zur Entwicklung der Fähigkeit, Erfahrungen in Worte zu fassen.

Der Prozess der „Meditation des vollen Gewahrseins"

Die 'méditation pleine présence' ist Teil der Techniken, die eingesetzt werden, um das Körperbewusstsein („body awareness") zu verbessern. Sie gibt uns verschiedene Werkzeuge an die Hand, um die Erfahrung zu intensivieren und unser Gewahrsein zu optimieren. Die Meditation selbst ist nur ein Teil dieses Protokolls, das aus vier Schritten besteht.

Der erste Schritt bereitet die Person, ihren Körper und ihr Bewusstsein durch das manuelle Erwecken des Körpers darauf vor, das Selbstgewahrsein und den Zugang zur Erfahrung der inneren Bewegung zu entfalten.

Der zweite stärkt die perzeptiven und kognitiven Fähigkeiten der Person durch eine langsame, kodifizierte und verinnerlichte gestische Meditation.

Der dritte ist die Meditation des vollen Gewahrseins streng genommen, die in einer unbeweglichen und entspannten Haltung erfolgt.

Der vierte Schritt schließlich bietet einen Raum, um die während der Meditation gelebte Erfahrung in Worte zu fassen und zu teilen.

Der Einsatz dieser Werkzeuge ist nicht notwendigerweise linear; er wird an die spezifischen Bedürfnisse einer jeden Person angepasst und antwortet somit auf besondere körperliche, wahrnehmende und kognitive Begebenheiten.

Erste Phase: das Erwecken der Materie durch die Berührung

Dieser Schritt des Weckens erleichtert den Zugang zur Innerlichkeit, da dabei die Wahrnehmung und ihre Nuancen entwickelt werden. Während er für Menschen, die Schwierigkeiten haben, die subtilen Manifestationen ihres Körpers zu spüren, dringend empfohlen wird, wird es für diejenigen, die bereits ein durch andere Formen der Meditation oder Selbstübung entwickeltes Körperbewusstsein haben, optional.

Dieser Schritt wird in Einzelsitzungen von fünfzig Minuten Dauer durchgeführt, wobei die Person auf einem Massageliege liegt. Im Durchschnitt dauert es drei Sitzungen, um die für eine erfolgreiche Meditationspraxis notwendige Sensibilität zu wecken.

Während der Sitzung bleibt die Person bekleidet, sie bewegt sich nicht, und der Behandelnde arbeitet manuell am ganzen Körper und fordert sie dabei verbal auf, am Geschehen teilzunehmen. Die verbalen Anweisungen laden sie ein, ihre Aufmerksamkeit auf ihre inneren Empfindungen zu richten, um ihre Wahrnehmungsfähigkeiten zu bereichern. In diesem Stadium wird auf der Grundlage ihrer gelebten Erfahrung ein ganzes Bezugssystem erstellt, das in Verbindung mit dem Gewahrsein und der inneren Bewegung steht.

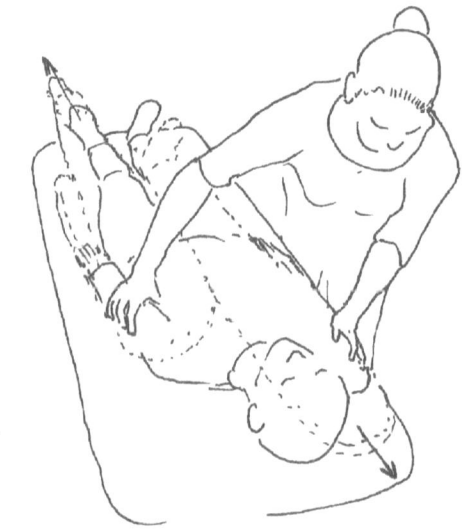

Das Wecken der Materie über die Berührung

Die Begleitung beim Entdecken
Die manuelle und verbale Anleitung des Anleiters hilft der Person, die innere Bewegung im eigenen Körper zu entdecken. Sie bereichert auch ihre Wahrnehmungsfähigkeiten und bereitet sie darauf vor, ihr Gewahrsein in der Praxis der Meditation zu pflegen.

Zweite Phase: die gestische Meditation, eine kontemplative Langsamkeit

Bevor sie sich, regungslos und im Sitzen, auf das Abenteuer der eigentlichen Meditation einlässt, wird die Person dazu angeleitet, eine bestimmte Anzahl von Aufwärmübungen auszuführen, die es ihr erlauben, durch langsame und kodifizierte

Gesten, ihr Bewusstsein zu trainieren, in die Tiefen ihres Körpers und ihres Geistes einzudringen.

Die aktive Meditation, die im Sitzen durchgeführt und vom Anleiter verbal und manuell geführt wird, spricht vorrangig die langsamen und entspannten Bewegungen des Rumpfes, der Wirbelsäule und des Kopfes in Flexion und Extension. Dank dieser einfachen Orientierung lädt der Anleiter die Person dazu ein, die Feinheiten ihrer Geste zu entdecken.

Ruhe, wir bewegen uns in Langsamkeit ...
Wie Sie sich vorstellen können, ist dies keine gewohnheitsmäßige Bewegung, die einen Rückverbindungseffekt mit sich selbst erzeugen kann. Damit ein Bewegungsablauf zu einem solchen Ergebnis führt, muss die Bewegung zunächst einmal langsam ausgeführt werden. Langsamkeit ist nicht nur eine reduzierte Geschwindigkeit, sondern auch und vor allem eine Qualität der Stille, die sich mit der Zeit entfaltet.

Diese Langsamkeit ist die erste Voraussetzung für die Entwicklung der Wahrnehmung des Körpers. Die Menschen machen sofort den Unterschied zwischen dem Vergnügen, das durch eine langsame Bewegung ausgelöst wird, und dem Vergnügen einer Geste, die in normaler Geschwindigkeit ausgeführt wird.

Globales Erwecken

Bei der Beugebewegung des Rumpfes z. B. sollte die Person spüren, dass, während der Rumpf sich nach vorne bewegt, ein Teil von ihr nach hinten geht (siehe die erste Zeichnung weiter unten). Und umgekehrt, während sich der Rumpf in der Streckung nach hinten bewegt, sollte die Person die Bewegung ihrer Brust nach vorne und eine allgemeine Aufwärtsbewegung des Körpers spüren (siehe die zweite und dritte Zeichnung unten).

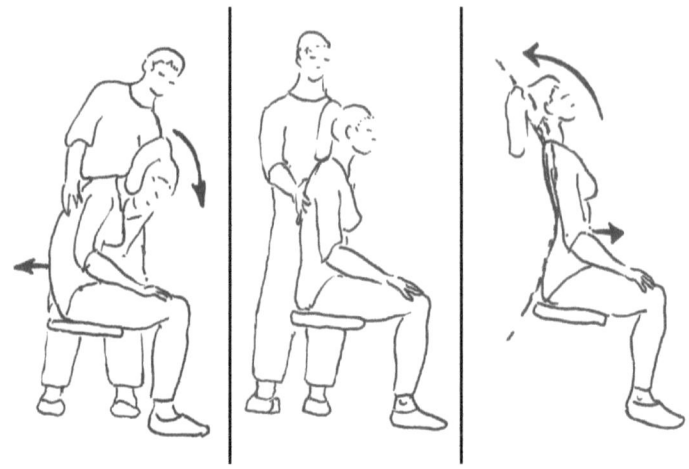

Globales Erwecken in Beugung und Streckung.

Die Person dreht sich langsam nach rechts und dann nach links. Sie wird manuell und verbal aufgefordert, die Gegenbewegung wahrzunehmen, die z. B. mit der Rechtsdrehung verbunden ist. Während sich die rechte Schulter nach hinten bewegt, bewegt sich die linke Schulter in der gleichen Amplitude nach vorne und umgekehrt. Dann wird der Bewegung der Schultern die globalere Bewegung des Rumpfes hinzugefügt, und schließlich die Bewegung der Wirbelsäule in ihrer ganzen Amplitude.

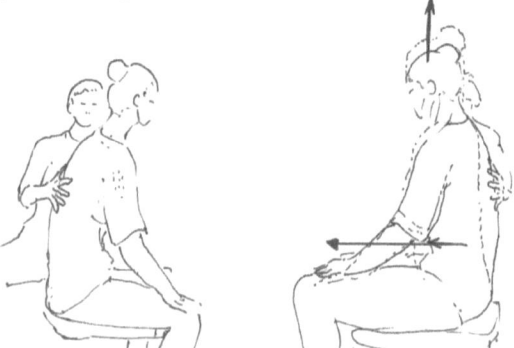

Globales Erwecken in der Drehung.

Lokales Erwecken

Die Person neigt z. B. den Kopf langsam nach rechts und dann nach links. Der Anleiter lenkt die Aufmerksamkeit der Person auf den fließenden Charakter der Langsamkeit und auf die Wahrnehmung der damit verbundenen Gegenbewegung. In der folgenden Zeichnung gleitet der Hals also auf die Seite, die der Richtung des Kopfes entgegengesetzt ist. Es ist die Wahrnehmung dieser Gegenbewegung, die das Körperbewusstsein am meisten entwickelt.

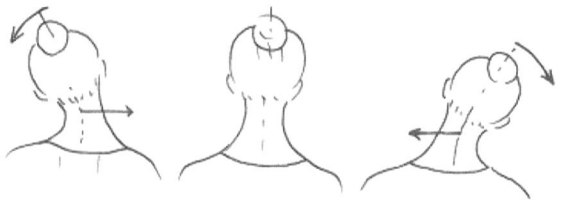

Erwecken des Halses in der Neigung.

Nach und nach lädt der Anleiter die Person ein, alle Ebenen des Raumes zu erkunden, sowohl lokal als auch global.

Der meditative Charakter dieser Art sich zu bewegen wird durch die Langsamkeit der Geste begünstigt. Diese lädt den Praktizierenden ein, während des gesamten Ablaufs der Geste präsent zu bleiben, vom Ausgangspunkt bis zu ihrem Ende. So kann auch das kleinste Detail, das in der Geste enthalten ist, wahrgenommen werden. Eigentlich ist es ein Training, um die Nuancen wahrzunehmen, die sich inmitten dieser gestischen Choreographie zeigen, wobei das Ziel darin besteht, neue Aufmerksamkeits- und Unterscheidungsfähigkeiten zu entwickeln, die das Körperbewusstsein erheblich verstärken.

Die Aufmerksamkeit richtet sich zunächst auf die objektiven Kriterien der Geste wie die Ausrichtungen und Amplituden von Rumpf, Wirbelsäule und Kopf.

In einer zweiten Phase wird die Aufmerksamkeit auf die Empfindungen gerichtet, die während der Bewegung auftreten. Ein ganzes Universum von Empfindungen und Körpererfahrungen erscheint dann dem Bewusstsein dank der Langsamkeit, die alles verstärkt. Die Stille versetzt sich in Bewegung, die Meditation kann beginnen ...

Sich über die Langsamkeit begegnen

Christophe beschreibt die Langeweile, die er als Jugendlicher empfand, und den Lebensüberdruss, den er in intensiver Aktivität ertränkte. Sein Unwohlsein kam von seiner ständigen Unzufriedenheit mit dem gegenwärtigen Moment. Um dem zu entkommen, schuf er also ein Maximum an Zwängen. Er hatte auch das Gefühl, alt zu sein und einen starren und unbeweglichen Brustkorb zu haben.

Er hatte nicht, wie einige seiner Freunde, die fabelhafte Begegnung mit der inneren Bewegung während einer Schocksitzung. Durch die Langsamkeit der gestischen Meditation begann er, sich Zeit zu geben, sich der gegebenen Zeit bewusst zu werden. Dies war der Ausgangspunkt seiner Begegnung mit sich selbst und mit der inneren Bewegung.

Erwecken des Tonus

Der Tonus ist ein Grundzustand der Muskelkontraktion, der das Gerüst aller Bewegungen und Haltungen bildet. Auch im Ruhezustand befinden sich die Muskeln in einem Zustand minimaler Spannung. Diese Spannung sorgt dafür, dass der Körper seine Form und Konsistenz beibehält. Dieser tonische Grundzustand dient auch als Unterstützung für Muskelkontraktionen.

Die drei Tonusarten

• Der Haltungstonus sorgt dafür, dass das Gleichgewicht erhalten bleibt.
• Der Akkomodationstonus reguliert die Muskelspannung während der Ausführung einer Bewegung.
• Der antizipatorische Tonus bereitet den Körper auf die Handlung vor, sobald die Absicht auftaucht und bevor die Handlung beginnt.

Über diese Funktionen hinaus ist der Tonus wie ein Drahtseil, das zwischen der Psyche und dem Körper, die permanent in Wechselwirkung stehen, gespannt. Er spiegelt den inneren somatischen und psychischen Zustand wider: Man kann sich in Ruhe fühlen, während der Muskeltonus eigentlich verrät, dass man sehr angespannt ist.

Das Erlernen der Wahrnehmung der verschiedenen Zustände der eigenen Spannkraft ist an der Entfaltung des Körperbewusstseins beteiligt. Außerdem verändert ein zu hoher oder zu niedriger innerer Tonus die Qualität der Präsenz zu sich selbst, und die Praxis zielt darauf ab, einen ausgeglichenen Tonuszustand zu installieren.

Dritte Phase: Die Meditation des vollen Gewahrseins

Die vorangegangenen Etappen haben die innere Bewegung geweckt, die Wahrnehmungs- und Unterscheidungsfähigkeit entwickelt und für neue Empfindungen empfänglich gemacht. Das so angereicherte Körperbewusstsein stellt ein intensiveres Verhältnis von Selbstgewahrsein her. Es ist nun möglich, seine Aufmerksamkeit fokussiert und analytisch oder weitgestellt und global auf die objektiven und subjektiven Erscheinungsformen der Bewegung zu richten.

In diesem Stadium sind die Voraussetzungen gegeben, um sich auf das Abenteuer der Meditation des vollen Gewahrseins einzulassen, bequem sitzend, den inneren Phänomenen lauschend. Dieser Aspekt wird im folgenden Abschnitt umfassend ausgeführt.

Vierte Phase: Die Verbalisierung der Erfahrung

Nach dem Erleben des vollen Gewahrseins mit Berührung, gestischer Meditation und Meditationspraxis wird Zeit darauf verwendet, die gelebte Erfahrung in Worte zu fassen und zu teilen. Dieser Raum, der dem Gespräch gewidmet ist, kann sofort oder zu einem späteren Zeitpunkt, im Einzelgespräch mit dem Lehrer oder in einer Gruppe durchgeführt werden.

Hier geht es darum, dem Erlebten einen Sinn zu geben und es in das tägliche Leben zu integrieren.

Der Raum für Gespräch, ein ernsthaftes Debriefing
Unmittelbar nach der Erfahrung eröffnen wir einen Raum für eine Diskussion, die darauf abzielt, die gerade erlebte Erfahrung zu bewerten und zu validieren. Die folgenden drei Fragen können als Ausgangspunkt für dieses Gespräch dienen.
• Könnten Sie beschreiben was Sie während der Meditation empfunden haben?
• Was haben Sie von dieser Erfahrung gelernt?
• Können Sie Brücken zu Ihrem Alltag schlagen?

Dieser Moment, der der Verbalisierung gewidmet ist, erlaubt es uns, das, was sich während der Meditation gezeigt hat, zu ermessen, zu integrieren und zu bewerten. Dies ist ein wesentlicher Schritt für Anfänger, die ihre Erfahrungen manchmal verkürzt interpretieren. Wenn man ihnen hilft, ihre Erfahrungen aufzurollen, verändert sich ihre Sichtweise und ihr Verständnis manchmal radikal.

Diese Phase ermöglicht es der Person auch zu klären, was sie während der Sitzung erlebt hat und Verbindungen zu ihrem täglichen Leben herzustellen.

Worum es bei der Meditation des vollen Gewahrseins geht

Jetzt ist es an der Zeit, eine Bestandsaufnahme der Themen zu machen um die es in der Meditation des vollen Gewahrseins geht und dabei darauf zu achten, welche Rolle sie im Konzert der Meditation spielen. Das Projekt zielt darauf ab, zunächst die kognitiven, dann die perzeptiven und schließlich die relationalen und menschlichen Fähigkeiten zu beobachten.

Die Beziehung des vollen Gewahrseins ist dann wirksam, wenn die Person das Gefühl hat, ein Maximum an Phänomenen mit einem Minimum an Aufmerksamkeitsaufwand wahrzunehmen. Das Gefühl, das in diesem Moment vorherrscht, ist ein Zustand des Flows. Dieser Wahrnehmungsparoxysmus, bei dem alles ohne Anstrengung wahrgenommen wird, ist das zu erreichende Ziel.

Die kognitiven Fähigkeiten stärken

Wenn wir eine Gruppe beim Meditieren beobachten, haben wir den Eindruck, dass es genügt, die Augen zu schließen, bewegungslos in der Stille zu verharren und passiv das zu beobachten, was dem Bewusstsein erscheint. In Wirklichkeit ist Meditation aktiv, da sie eine Reihe von kognitiven Aktivitäten wie Absicht, Aufmerksamkeit, Denken, Vorstellungskraft, Erinnerung, Bewusstsein und Motivation in Anspruch nimmt.

Die Absicht: Ich richte meine Handlung aus

Die Absicht ist eine Disposition des Geistes, die vorsätzlich dazu neigt, sich auf eine Handlung einzulassen mit einem ganz bestimmten Ziel: Sie ist nicht nur der Ausgangspunkt des Projekts, der Entscheidungsfindung und der Handlung, sondern setzt sich während der gesamten Meditation dadurch fort, dass die Aufmerksamkeit auf einen Punkt gerichtet wird.

Absichtliche Vorschläge
Sich entscheiden, sich auf die Atmung zu konzentrieren, auf die Haltung des Körpers, auf die Lautkulisse der Umgebung, auf die Qualität der kollektiven Stille, auf das Empfinden in einem selbst ...

Die Aufmerksamkeit: Ich wähle selektiv Informationen aus

Die Aufmerksamkeit ist ein Vorgang der Selektion von Informationen, durch den die Wahrnehmung selektiver und unterscheidungsfähiger wird. Die Person kann so ihre Aufmerksamkeit auf eine Reihe von inneren oder äußeren Gegenständen richten und besser zuhören, beobachten und berühren. Die Stabilität unseres Gewahrseins in der Meditation hängt davon ab.

Die fokussierte Aufmerksamkeit wird auf eine bestimmte Aufgabe angewendet, die nach einer Anweisung wie „Richten Sie Ihre Aufmerksamkeit auf Ihre Atmung" oder „Richten Sie Ihre Aufmerksamkeit auf Ihre Körperhaltung", „Richten Sie Ihre Aufmerksamkeit auf Ihr Denken" oder „Richten Sie Ihre Aufmerksamkeit auf Ihr Gefühl" ausgeführt werden soll. Die Aufmerksamkeit kann auch im Weitwinkel und räumlich orientiert sein, indem man z. B. der Stille oder der umgebenden Lautkulisse zuhört.

Dann gibt es das *aufmerksame Gewahrsein,* das das empfängt was sich dem Bewusstsein spontan zeigt, wie der Fluss der Gedanken, der spontan fließt, ohne seine Reflexion zu mobilisieren, oder der Fluss der Empfindungen, der aus der Innerlichkeit des Körpers (Körperlichkeit) entsteht. In diesem Fall ist die Aufmerksamkeit nicht auf ein Objekt gerichtet, sondern es ist das Objekt, das die Aufmerksamkeit auf sich zieht.

Von allen inneren Instrumenten ist die Aufmerksamkeit dasjenige, das wir am besten kontrollieren können, denn es liegt an uns, die Aufmerksamkeit kurzzeitig oder dauerhaft an den einen oder anderen Ort zu lenken. Ihr exklusiver Charakter verhindert, dass sie auf zwei Stellen gleichzeitig gerichtet werden kann, und erlaubt es uns, die Person von dem Problem abzulenken, das sie unerreichbar macht. Wenn nämlich die Aufmerksamkeit auf eine bestimmte Aufgabe (Atmung, Bewegung, Stille ...) gerichtet ist, schließt sie das übrige Bewusstseinsfeld aus.

Wir unterscheiden verschiedene Aufmerksamkeitsstörungen wie z.B. das Hyperfokussieren, das eine Einschränkung des Aufmerksamkeitsfeldes auf die Obsession kennzeichnet. In diesem Fall bleibt die Aufmerksamkeit immer auf ein Objekt gerichtet, bis hin zur ausschließlichen Beschäftigung mit diesem.

Die übermäßige Zerstreutheit hingegen kennzeichnet die Unfähigkeit, seine Aufmerksamkeit vollständig und ausdauernd auf etwas zu richten. Es kann bis zur völligen Unaufmerksamkeit gehen, was die Person zu einer übermenschlichen Anstrengung zwingt, um konzentriert zu bleiben.

Schließlich markieren die Aufmerksamkeitssprünge eine globale Desorganisation der Aufmerksamkeitskapazitäten, die je nach Tageszeit, Art der Anforderung und psychischem Zustand der Person schwanken.

Aufmerksamkeitsvorschläge
Die Aufmerksamkeitsmobilisierung wird immer von der Absicht gesteuert. In diesem Stadium lautet die Anweisung nicht „Entscheiden Sie sich" oder „Wählen Sie", sondern „Richten Sie Ihre Aufmerksamkeit auf" in einer hyperfokussierten Weise, zum Beispiel auf die Atmung, die verschiedenen Kontaktflächen des Körpers mit dem Boden oder dem Stuhl.

Sie können Ihre Aufmerksamkeit auch auf im Weitwinkel einsetzen: „Was ist Ihr Platz in der Gruppe? Befinden Sie sich rechts, links, vorne, hinten, in der Mitte?"

Beide Vorschläge zeigen deutlich, dass die Anweisungen unterschiedliche Fähigkeiten mobilisieren. Im ersten Fall betrifft die Anweisung etwas Konkretes und Greifbares, im zweiten Fall ist die Anweisung abstrakter und appelliert an die Fähigkeit der Person, sich im Raum zu verorten.

Das Denken: Ich mache aus meinem Denken einen Verbündeten

Eine kleine Geschichte ...

Muss man Philosoph sein, um eine tiefgründige Reflexion zu äußern? Ich war mit Leonor, einem vierjährigen Mädchen, auf einer Straße in Lissabon unterwegs. Den ganzen Weg über schwieg Leonor. Nach einem langen Moment fragte ich sie: „Was ist mit dir los, warum sprichst du nicht?" Sie verlängerte ihr Schweigen noch ein wenig und antwortete: „Ich spreche nicht, weil ich denke."

Dann wurde es wieder still. Nach ein paar langen Minuten fragte ich sie: „Woran erkennst Du, dass Du nicht denkst?"

Sie antwortete mir: „Wenn ich spreche."

Nun war ich es, der schwieg und nachdachte ... Leonor hatte mir gerade auf ihre Art eine sehr schöne Definition des Denkens geliefert. Es ist eine Tatsache, dass, wenn man schweigt, sich das Denken in seiner Substanz offenbart. Man kann es fast hören, man kann es im Kopf ablaufen sehen, man kann es erfassen ... Aber sobald ein Gedanke in Worte gefasst wird, scheint er manchmal dem Bewusstsein zu entgehen.[1]

Das Denken ist ein besonders reichhaltiges und komplexes inneres Instrument. In der Meditation sind wir häufig hilflose Zeugen unkontrollierbarer Gedanken, die in alle Richtungen gehen, oder von fixen und sich wiederholenden Ideen, die uns bedrängen oder mit denen wir uns identifizieren. Manche Leute sagen sogar: „Es ist nicht meine Schuld, es ist mein Denken ..." Unser Denken zu einem Verbündeten zu machen, ist also eine echte Herausforderung!

Viele Menschen suchen in der Meditation einen Zustand der Leere, des reinen Bewusstseins. In Wirklichkeit ist das Denken allgegenwärtig, auch in der Meditation. Ihm verdanken wir es, Zeuge der Erfahrung, die wir machen, zu bleiben. So wird das kleinste Erkennen einer Empfindung, eines Gefühls, eines Zustands, in Form eines Gedankens wiedergegeben. Alles, was bewusst ist, wird durch das Denken weitergegeben.

Was tun mit den spontanen, freien, unreflektierten Gedanken, die in unseren Meditationen auftauchen? Solange sie mit der gelebten Erfahrung zusammenhängen, sind sie angemessen, auch eine Erinnerung, die z.b. durch den Gesang eines Vogels ausgelöst wird, der in unsere Meditation einstimmt.

Was die Gedanken betrifft, die nichts mit der Praxis zu tun haben, können wir sie entweder ohne Urteil oder Reaktion vorbeiziehen lassen, oder wir können sie kontrollieren, indem wir unsere Gedanken aktiv auf die Atmung, eine innere Bewegung oder die Vorstellung einer angenehmen Situation lenken, die wohlwollende Emotionen hervorruft.

Vorschläge, die das Denken in Anspruch nehmen
Um in der Meditation auf das Denken zuzugreifen, können wir zunächst im Flüsterton beschreiben, was wir gerade erleben, dann aufhören zu flüstern und uns im Stillen alles sagen, was mit unserem Erleben zusammenhängt. Schließlich lassen wir uns auf eine passivere Art und Weise von einem Denken belehren, das sich im Zusammenhang mit der Meditation ergibt.

Die Vorstellungskraft: ich verändere meine innere Stimmung
Die Vorstellungskraft ist die Fähigkeit, sich Bilder vorzustellen oder Bilder von bereits wahrgenommenen oder nicht wahrgenommenen Objekten aufzurufen. Sie verweist uns manchmal auf positive oder negative Erinnerungen, die wir tatsächlich erlebt haben, oder projiziert uns in Situationen, die nie stattgefunden haben. Dank der Vorstellungskraft kann die Person durch Raum und Zeit reisen und Empfindungen erleben, die mit der hervorgerufenen Situation zusammenhängen.

Vorschläge, die die Vorstellungskraft in Anspruch nehmen
Die Vorstellungskraft kann durch einfache Anweisungen wie: „Nehmen Sie Kontakt mit einer angenehmen Erinnerung auf", oder: „Lassen Sie eine vergangene Erinnerung, die für Sie wichtig war, in Form von Bildern in Ihr Bewusstsein kommen", aufgerufen werden. "

Das Gedächtnis: Ich verwende meine Erinnerungen in einer positiven Weise

Das Gedächtnis ist die Fähigkeit des Geistes, vergangene Erfahrungen aufzuzeichnen, zu speichern und abzurufen. In der Meditation ist es allgegenwärtig, ob bewusst oder unbewusst.

Durch die Anregung des episodischen Gedächtnisses tauchen in der Meditation Erinnerungen auf, indem Sequenzen aus unserem Leben reaktiviert werden, die wieder ins Bewusstsein kommen. Im Allgemeinen schätzen Menschen, die Meditation praktizieren, diese Erinnerungen nur wenig, da sie ihre permanente Suche nach der Leerheit oder dem Absoluten unterbrechen und stören. Allerdings erweist sich das Auftauchen der Vergangenheit, wenn sie in Resonanz mit den Körpertonalitäten steht, die sich im Moment der Meditation ergeben, als angemessen.

Dank des Arbeitsgedächtnisses, das mehr auf den Umgang mit dem gegenwärtigen Moment spezialisiert ist, werden wir über das, was wir gerade erleben, informiert. Es ist der Ausgangspunkt für jeden Lernvorgang in der Meditation: Ohne diese Gedächtnisart wäre keine Bewusstwerdung möglich.

In der Tat schafft das Gedächtnis ein Bezugssystem, von dem aus wir die Erfahrung, die wir machen, erkennen und ihr einen Sinn geben. Das was uns bewusst wird hängt immer mit einem Ausgangsbezugssystem oder mit Ähnlichkeiten zusammen, und zwar durch einen Prozess der Assimilation an die Idee, die wir haben. Wenn wir zum Beispiel einen Zustand der Liebe erleben, erkennen wir ihn in Bezug auf die menschliche Liebe, der wir begegnet sind, auch wenn diese beiden Formen der Liebe im Absoluten unterschiedlich sind.

Doch obwohl die Erinnerung im Prozess der Achtsamkeit unverzichtbar ist, kann sie auch ein Hindernis für den Zugang zum Neuen sein. In der Tat ist die Zeit, die benötigt wird, um neue Informationen zu assimilieren, nach Meinung einiger Leute mehr oder weniger lang. So ist die Beschäftigung mit der Meditation, bewusst oder unbewusst, eine Verhandlung zwischen dem Neuen und dem Alten, um unseren ursprünglichen Standpunkt zu erneuern.

Das *Langzeitgedächtnis* wird auch beim Erlernen der verschiedenen Bewegungen, kodifizierten Sequenzen (aktive Meditation) und Haltungen in Anspruch genommen, was besondere Aufmerksamkeit erfordert.

Es gibt auch ein *perzeptuelles Gedächtnis*, das in der Meditation häufig in Anspruch genommen wird, z.B. wenn Musik, der Duft einer Blume oder ein Vogelgesang uns an eine Situation, ein Bild oder einen Lebensabschnitt erinnern.

Vorschläge, die das Gedächtnis in Anspruch nehmen
Die Vorschläge wiederholen, die die Vorstellungskraft ansprechen und hinzufügen: „Stellen Sie den Ort, die Zeit und die Personen in einen Zusammenhang, die in Ihr Bewusstsein treten, und schauen Sie in welche Resonanz Sie geraten in Ihrem Denken, Ihrer Emotion und Ihrem inneren Empfinden“.

Das Bewusstsein: Ich weiß, dass es mich gibt

In der Meditation ist es das Bewusstsein, das uns entdecken lässt, dass wir existieren und, genauer gesagt, dass wir als „denkende Wesen“ existieren. Diese Erkenntnis muss als Grundlage und Modell für alle Formen der Kenntnis dienen: die Existenz des Bewusstseins als erste Gewissheit.

Derjenige, der meditiert, ist auch in der Lage, sich selbst sofort zu begreifen. Das Selbstbewusstsein ist also das Gefühl eines Individuums, das die Gewissheit seiner Existenz kennzeichnet. Es ist wichtig, das volle Bewusstsein im Verhältnis zur Außenwelt, aber auch im Verhältnis zur eigenen lebendigen Innerlichkeit zu entwickeln.

In der Meditationspraxis zielt die Absicht, verbunden mit der Aufmerksamkeit, immer auf eine Aufgabe, ein zu erreichendes Objekt, ab. Es bleiben das ethische und das universelle Bewusstsein, die beide Mitgefühl, Dankbarkeit und Wohlwollen bemühen. Die Meditation über Mitgefühl ermöglicht es, den Geist an ethischen und menschlichen Werten entlang zu entfalten.

Vorschläge, die das Mitgefühl in Anspruch nehmen
Suchen Sie oder besser noch lassen Sie das Gesicht von jemandem, den Sie besonders lieben, oder eine Situation, die Sie glücklich gemacht hat, in Ihr Bewusstsein kommen. Senden Sie ihr positive Gedanken.

Die Motivation: Ich entfalte meinen Lebenshunger

Sind wir gut motiviert, uns auf die Praxis der Meditation einzulassen? Motivation ist in der Tat notwendig, um regelmäßig dranzubleiben und sich engagiert auf die Meditationspraxis einzulassen. Andernfalls trägt unser Ansatz möglicherweise nicht die erwarteten Früchte.

Es gibt drei Arten von Motivation. Die eine, *extrinsische*, wird durch äußere Umstände inspiriert. In diesem Fall suchen wir entweder nach einer Belohnung oder reagieren auf Druck oder sogar Angst vor Bestrafung. Die andere, *intrinsische* Motivation wird allein durch unser Interesse und die Freude an dem, was wir tun, angetrieben, ohne eine besondere Erwartung an eine externe Belohnung. Es ist diese zweite Form der Motivation, die die größte Intensität oder Selbstbestimmung erzeugt.

Schließlich gibt es noch die *immanente Motivation*[73], die sich durch den Kontakt mit dem, was wir in der Meditation

---

73 Concept mis au point par Danis Bois et développé dans Bouchet V., „ La motivation immanente „ mémoire de master en psychopédagogie perceptive,

erfahren haben, aufbaut. In diesem Fall ist es ein Appetit auf Leben, der von innen kommt. Im Namen dessen, was wir in unserem Körper erleben und fühlen, bemühen wir uns weiterhin, uns in einem optimalen Zustand zu halten.

Die Meditation des vollen Gewahrseins kann eine beachtliche Hilfe bei unseren Wüstendurchquerungen sein, jenen Phasen der Motivationslosigkeit, die mit dem Gefühl verbunden sind, nicht mehr erfolgreich sein zu können oder keinen Sinn mehr im Leben zu sehen. Was uns dann in der Meditation und in den daraus resultierenden inneren Veränderungen begegnet gibt uns den Geschmack am Leben und damit die Motivation zum Leben zurück.

Selbstentschiedenheit bezeichnet die Fähigkeit, das eigene Verhalten auf der Grundlage der eigenen Interessen und tiefen Werte zu regulieren. Dank dieser Veranlagung haben wir eine größere Ausdauer bei den Anstrengungen und eine bessere körperliche und geistige Gesundheit. Je selbstbestimmter wir sind, desto positiver nehmen wir die Dinge wahr, während ein unbestimmtes Motivationsprofil die Dinge negativ wahrnimmt.

Vorschläge, um die immanente Motivation in Anspruch zu nehmen

„Fühlen Sie sich von sich selbst entfernt oder, im Gegenteil, sich selbst nahe?", „Sind Sie berührt oder gleichgültig?", „Sind Sie an dem, was Sie gerade durchleben, beteiligt oder unbeteiligt?", „Mobilisiert das, was Sie erleben, etwas, das Sie in Ihrem täglichen Leben motiviert?"

Das sensorische Erleben bereichern

Die neu geschärfte Aufmerksamkeit ermöglicht es der Person, Informationen zu erfassen, die sie bislang nicht wahrgenommen hat. Nun ist der Moment gekommen, um die Rolle des in der Meditation allgegenwärtigen Sensorischen zu verstehen. Erinnern Sie sich: Wahrnehmung wird als der Akt

Université moderne de Lisbonne, 2006.

der Wahrnehmung von externen und internen sensorischen Informationen definiert. Diese Funktion ist in der Lage zu unterscheiden, zu kategorisieren, zu assoziieren, Analogien und Vergleiche anzustellen, all dies im Vorfeld der Reflexion, in Echtzeit der des Sensorischen in der Praxis der Meditation des vollen Gewahrseins in Erinnerung zu rufen. Dank dieses Instrumentariums stellen wir eine Beziehungsqualität mit der Welt um uns herum, mit unserem eigenen Körper, unseren Gefühlen, unseren Gedanken und unserem Bewusstsein her. Wir leben jeden Tag, bewohnt von sinnlichen Ausdrücken, die wir nicht wahrnehmen. Es geht darum, diesem inneren Universum zu begegnen, den Blick nach innen zu wagen, sich in unseren eigenen tiefen Kern zu wagen.

Der Gehörsinn: Ich entwickle meine Fähigkeit zuzuhören
Während einer Meditation wird zunächst der Gehörsinn durch die Wahrnehmung der umgebenden Lautkulisse angesprochen, die außerhalb des Raumes und dann im Raum erscheint. Nach und nach lenken wir die Aufmerksamkeit auf die Qualität der kollektiven Stille, die dank der stillen Präsenz der Gruppe im Raum herrscht. Dann lenken wir die Aufmerksamkeit auf die Qualität der singulären Stille, die jeder in sich selbst erlebt.

Der Sehsinn: Ich entwickle meine Fähigkeit, mit dem inneren Auge zu sehen
Es geht darum, die Aufmerksamkeit der Person auf das zu lenken, was durch geschlossene Augenlider gesehen werden kann, und auf diese Weise die Schärfe des inneren Blicks zu begünstigen.

Die Propriozeption: Ich empfinde meinen Körper
Der propriozeptive Sinn wird angesprochen, sobald der Übende seine Aufmerksamkeit auf seinen Körper lenkt und seine Körperhaltung und seinen Tonus bewusst neu einstellt.

Die Interozeption: Ich empfinde meinen inneren Zustand

Dieser innere und organische Sinn wird bei der Wahrnehmung von inneren Tonalitäten wie Empfindungen, Gefühlen und angenehmen oder unangenehmen Emotionen abgefragt.

Das innere Spüren: Ich spüre, dass ich spüre, also existiere ich

Dieser Sinn ermöglicht es der Person, sich dessen bewusst zu werden, was sie während der Meditation auf der Ebene ihres Körpers fühlt. Dank des inneren Spürens ist der Praktizierende in der Lage, einen erhöhten Standpunkt in Bezug auf seine Erfahrung einzunehmen, so dass er sich nicht darauf beschränkt, zu fühlen, sondern zu spüren, was gefühlt wird. Dies gilt für Empfindungen - „Ich fühle, dass ich fühle" -, aber auch für Gedanken - „Ich nehme wahr, was ich denke" -, und für alle Handlungen - „Ich nehme mich selbst in Aktion wahr". Dank dieser Wahrnehmungsfähigkeit unterscheidet und berücksichtigt der Mensch Phänomene, die in Echtzeit auftreten, was ihre Erfassung, Verarbeitung und Integration im Vorfeld eines jeden Urteils begünstigt.

Seine Beziehungsfähigkeiten vertiefen

Die Emotion: eine notwendige Verbindung mit unserem Innenleben

Im Allgemeinen haben Emotionen in Meditationskreisen keine gute Presse. Es ist gut, sie zu kontrollieren, sie zu beherrschen, denn sie verändern das Bewusstsein und erzeugen innere Beeinträchtigungen. Die meisten von uns haben wahrscheinlich schon die Erfahrung gemacht, dass sich unser Denken und alle unsere Reflexe unter dem Einfluss einer Emotion verändern. Um die emotionale Belastung zu besiegen, mit der wir tagtäglich konfrontiert werden (in der Arbeitswelt, im Gefühlsleben, beim Nachrichten schauen, auf der Straße ...), stehen uns zwei Lösungen zur Verfügung. Die erste, die fast automatisch und weit verbreitet ist, besteht darin, sich einen regelrechten Panzer zurecht zu legen und auf Abstand mit dieser emotionalen Last zu gehen, um unempfindlich und nicht berührt zu werden. Schließlich nehmen wir eine kalte Haltung gegenüber der Welt ein. Die zweite erfordert die gut verankerte Absicht, unsere Emotionen in emotionale Intelligenz umzuwandeln, d.h. Selbstbeherrschung, Leidenschaft, Ausdauer zu zeigen.

Betrachtet man den Rückzug aus der Welt, um weniger anfällig für Turbulenzen zu werden, aus dem Standpunkt der menschlichen Wärme, so ist dieser keine hilfreiche Haltung. Wir schneiden uns von Emotionen in ihrer Beteiligung an unserem Gleichgewicht und unserem Beziehungs-, Gedanken- und Verhaltensleben ab. Der Mensch braucht Emotionen, um sich bestimmten Situationen zu stellen, um seinen Intellekt zu nähren, um den Wert seines Lebens zu bezeugen, ja sogar, um sich am Leben zu erhalten oder zu überleben.

Emotionen sind auch zur Kommunikation mit der Außenwelt da. Wenn wir erröten oder erblassen und die Körperspannung darauf reagiert, ist das der sichtbare Ausdruck dessen, was wir fühlen.

Emotionen haben also mit dem zu tun, was im Körper erlebt wird. Ohne sie wären wir uns unserer inneren Zustände nicht bewusst. Sie sind die Grundlage der Kommunikation und die Basis, die es uns ermöglicht, uns selbst gegenüber präsent zu sein. So wird uns bewusst, dass wir traurig oder glücklich, angespannt oder entspannt, unruhig oder ruhig, besorgt oder friedlich, pessimistisch oder optimistisch sind. Wenn in der Meditation unser Herz berührt wird und aufleuchtet, dringt eine Emotion der Glückseligkeit in uns ein und löst die Biologie des Glücks aus.

Das Gefühl: eine unmittelbare Selbsterkenntnis

Das Gefühl ist die Komponente der Emotion, die die kognitiven Funktionen des Körpers einbezieht, die Art und Weise der Wertschätzung. In der Meditation wird ständig gefragt.

Aus den erlebten Zuständen des Körpers erfassen wir den physischen und psychischen Zustand, den wir gerade erleben. Es handelt sich um eine unmittelbare Selbsterkenntnis, ohne Rückgriff auf die Vernunft. So beeinflussen alle organischen Eindrücke, die im Körper erlebt werden, den psychischen Zustand. Aufgrund dessen, was wir fühlen, wissen wir, in welchem Zustand wir uns gerade befinden: angenehm oder unangenehm, traurig oder glücklich ...

Das Verspürte: ein Erleben, das es zu hinterfragen gilt

Dieser Begriff bedeutet sowohl die Art und Weise wie wir empfinden - „eine Empfindung verspüren", „ein angenehmes oder beschwerliches Gefühl haben" - als auch die Art und Weise wie wir das Empfundene auf die Probe stellen - „die Qualität oder den Wert von überprüfen". Dieser zweite Aspekt offenbart den aktiven Teil des Aktes des Erlebens. Es geht darum, das, was empfunden wird, klar und deutlich wahrzunehmen, seine Merkmale, seine Komponenten zu extrahieren und seine Bedeutungen zu verstehen. Das Verspürte wird während und unmittelbar nach der Meditation während eines Gesprächs abgefragt, die Erfahrung wird hinterfragt, das Erlebte revidiert und eine Sinngebung unter der Ägide von Kohärenz und Stimmigkeit ermöglicht. Es reicht nicht aus, eine Erfahrung zu machen, um etwas daraus zu lernen. Sie in Worte zu fassen, erlaubt es, sie zu validieren.

Die Empathie: eine Art und Weise mit Anderen in Beziehung zu treten

Die Empathie ist dann gefragt, wenn die Meditation auf Mitgefühl ausgerichtet ist. In diesem Fall besteht die Übertragung in der Vorstellung darin, das Denken auf eine Person zu richten, sich in sie hineinzuversetzen und wohlwollende Gedanken auszusenden. Eine andere Möglichkeit, mit anderen in Beziehung zu treten, besteht darin, ein Gesicht, eine Situation mit anderen Menschen in den Meditationsablauf einfließen zu lassen, und vom Herzen positive Wellen auszusenden.

Die Intersubjektivität ist eine Praxis, in der die Empathie zum Tragen kommt. Sie bezeichnet die Beziehungsqualität, die ein selbstbewusstes Subjekt mit seinem eigenen Körper herstellt. Wie der Körper erlebt wird, hängt von der Art und Weise ab, wie die Person ihn bewohnt und welche Aufmerksamkeit sie ihm schenkt.

Zur Praxis einer angeleiteten Meditation

Die Kunst der Anleitung

Eine Meditation verbal anzuleiten ist eine Kunst. Es erfordert ein hohes Maß an Fachwissen bei der richtigen Auswahl der Anweisungen. Es ist wichtig, die Zeiten der Stille zu respektieren, die die Leitfäden der Meditation sind. In Wirklichkeit ist das Wort nur dazu da, um zu veranschaulichen und den Menschen zu helfen, ihr Bewusstsein auf die Wirkungen zu lenken, die durch die mit der Stille hergestellte Beziehung entstehen.

Der Sprachrhythmus muss eine bestimmte Anzahl an kognitiven Stufen berücksichtigen, die es ermöglichen, die Anweisungen zu erfassen. Eine gewisse Zeit ist in der Tat notwendig, um die Informationen zu erfassen, sie zu verstehen und in ihrer Regulierung und Handlung zu integrieren (Zeit für Assimilation, Akkommodation und Aneignung).

Es gibt zwei Arten von Anweisungen: vordefinierte (die sich in ein bestimmtes Schema nach einer vorher festgelegten Chronologie einfügt) oder improvisiert und inspiriert von den Phänomenen und Themen, die in der Meditation auftauchen.

Auch die Prosodie ist sehr wichtig. Es geht nicht darum, auswendig gelernte Anweisungen zu wiederholen. Es ist wichtig, sie mit einer Qualität des Gewahrseins zu bewohnen, die sich an die sinnliche Atmosphäre schmiegt, die bei der Meditation entsteht. Die Stimme muss warm, weich, langsam und ruhig sein und muss aus dem Herzen und nicht aus dem Kopf kommen.

Die Anweisungen müssen auch progressiv sein, um das Erfassen der Praxis zu erleichtern. Was die Meditation des vollen Gewahrseins angeht ist es ratsam, das unten stehende Protokoll zu befolgen.

Schließlich werden die Anweisungen je nach Fachwissen des Praktizierenden oder der Qualität der kollektiven und individuellen Stille in immer größeren Abständen gegeben. So wird der Stille immer mehr Raum gelassen. Folglich muss der Anleiter die Zeiten, in denen er sich meldet, richtig dosieren, die Vorschläge in Echtzeit an das anpassen, was in der Meditation auftaucht, und dann, im weiteren Verlauf, sich vollständig zurückziehen.

Bei dieser Form der geführten Meditation sind die Anweisungen weder suggestiv noch induktiv, und die Menschen werden eingeladen, ihre Wahrnehmungen ohne Urteil zu beobachten. Neben der Nutzung der geistigen Kontrolle wird der Meditierende eingeladen, die kleinsten Nuancen, die im Bereich seines Bewusstseins auftauchen, anhand alternativer Vorschläge zu unterscheiden. Zum Beispiel für die Lautkulisse: „Ist es laut oder leise? „ Für den Sehsinn: „Gibt es eine farbige oder ungefärbte Atmosphäre? „ Für die Propriozeption: „Ist die Körperhaltung angespannt oder entspannt? „ Für die Qualität des Selbstgewahrseins: „Fühlen Sie sich im Abstand zu sich selbst oder bei sich? „ Für das Denken: „Ist Ihr Denken unruhig oder ruhig?"; und schließlich für die innere Bewegung: „Fühlen Sie eher einen Zustand der Unbeweglichkeit in sich oder eine Bewegtheit? „Diese Anweisungen helfen den Menschen, ihre Wahrnehmungen in Echtzeit zu unterscheiden, ohne auf willkürliche mentale Prozesse zurückgreifen zu müssen.

Die Dauer der Meditation

Die Dauer ist abhängig vom Projekt und dem Thema, das wir abhandeln wollen. So können wir zum Beispiel, besonders für Anfänger, die Meditationszeit einem einzigen Thema widmen: der Stille, der Beziehung zum Körper und zum Raum, dem inneren Sehen, der Atmung ... In diesem Fall reichen sechs Minuten Meditation aus, um sich mit einem der fünf genannten und weiter unten näher ausgeführten Themen vertraut zu machen, wobei es ratsam ist, die gewählte Reihenfolge zu befolgen.

Für geübtere Praktizierende beträgt die ideale Dauer zwanzig Minuten. Während dieser Zeit kann jedes der Themen drankommen und schneller behandelt werden.

Sobald jedes Thema beherrscht wird, gibt der Anleiter immer seltener eine Anweisung und die Zeit, die der absoluten Stille gewidmet ist, wird länger und länger. Das Ziel dieser Lernmethode ist es, den Meditierenden zur stillen Praxis zu führen. Und die Dauer wird in diesem Fall vom Praktizierenden selbst bestimmt.

Streifzug durch die meditative Praxis

Die Meditation des vollen Gewahrseins ist reich an Vorschlägen und Anweisungen, die auf die folgenden fünf Themen ausgerichtet sind und in chronologischer Reihenfolge vorgeschlagen werden: die Stille, das innere Sehen, das Körperbewusstsein, das Denken und die Atmung.

Thema Nr. 1: Sich mit der Stille vertraut machen

„Still bleiben"

Die Stille ist der erste Träger der Meditation. Ohne sie wäre es schwierig, den Geist zu beruhigen und sich zu besinnen. Die Meditation verlangt eine Stille wie man sie in einer Kathedrale erleben kann. Wer eine Kirche betritt, beginnt spontan zu flüstern, zu entschleunigen, um die heilige Atmosphäre, die dort herrscht, nicht zu stören. In der Tat haben wir alle in uns einen stillen Ort, der so heilig anmutet.

Aber jenseits dieser Symbolik ist das Stillbleiben eine Entscheidung, nämlich für einen Moment zu schweigen, was die unabdingbare Bedingung dafür ist, sich selbst wieder zu finden. Zu schweigen bedeutet auch, die allgemeine Atmosphäre des Raumes zu respektieren und dieses Band der kollektiven Empathie zu begünstigen.

Die erste Anweisung, mit der die Qualität der Stille hergestellt wird, lautet: „Jeder von Ihnen trägt zur Qualität der kollektiven Stille bei", und: „Die kollektive Stille trägt zur Qualität Ihrer eigenen Stille bei."

Zu schweigen bedeutet auch, Zugang zu bekommen zur privaten Konstruktion des eigenen Denkens, bevor es über das Wort sozialisiert wird. So können wir darauf einwirken und dessen Inhalt auswählen. Sobald es in Worte gefasst wurde, verlieren wir den Kontakt mit dem Moment der Entstehung dieses Gedankens. Wir können also, in der Tiefe der Stille, den Verlauf dieses Gedankens ändern und ihm eine positivere, wohlwollendere und der Realität angepasstere Ausrichtung geben.

„Der Stille zuhören"

Sobald die Teilnehmer mit den oben genannten Anweisungen vertraut sind, werden die Bedingungen für das Hören der Stille verlangt. Die Abwesenheit von Lärm begünstigt das Entstehen einer Stille, die menschlich ist oder zumindest von Menschen bewohnt wird.

Das Hören der Stille erfordert in erster Linie eine auditive und räumliche Funktion. Deshalb wird in der ersten Anweisung das Hören auf die umgebende Lautkulisse gelenkt: „Achten Sie auf die Hintergrundgeräusche, die von außerhalb des Raumes kommen (Vögel, Stadtgeräusche usw.)."

Dann laden wir dazu ein, allmählich in einen näher gelegenen Raum zurückzukehren und insbesondere in den Raum, in dem die Meditation stattfindet: „Richten Sie Ihre Aufmerksamkeit auf die Hintergrundgeräusche, die im Raum erscheinen (die Klimaanlage, die Mikrofonlautsprecher, die Ruhe ...)." Ziel dabei ist es, sich mit der Geräuschkulisse vertraut zu machen, damit wir nicht auf die Geräusche, die uns stören könnten, reagieren, sondern sie im Gegenteil willkommen heißen und in uns dämpfen.

Sobald diese objektive Lautkulisse integriert ist, gehen wir schließlich zu einer subjektiveren und qualitativeren Dimension der Stille über.

Die Anweisung „Hören Sie der Stille zu" ist wichtig, weil sie ein Gefühl der Andersartigkeit und des Zusammenhalts hervorruft, da es sich um eine kollektive Stille handelt und nicht nur um die eigene. Deshalb werden die folgenden Anweisungen nacheinander gegeben: „Jeder von Ihnen trägt zur Qualität der kollektiven Stille bei. Legen Sie Ihr Bewusstsein auf den Unterschied zwischen der Stille eines leeren Raumes und einer Stille, die von Ihrem Gewahrsein bewohnt wird."

„Den Übergang von der Stille zur Qualität des Gewahrseins seiner selbst und der anderen beobachten"

Sobald die Qualität der Stille hergestellt ist, werden die Teilnehmer aufgefordert, die Dichte und Beschaffenheit der menschlichen Stille zu unterscheiden. In der Tat wird die einfache Stille, die zunächst als Abwesenheit von Geräuschen wahrgenommen wird, zu einer menschlichen Stille, die vom Bewusstsein greifbar wird. Diese Etappe ist wichtig, denn sie widerspiegelt den Übergang zwischen der Stille und dem Gewahrsein seiner selbst und der anderen.

Indem wir in der Meditation mit der Stille in Berührung sind, erhalten wir Zugang zu dem Ausdruck, der dem Absoluten am nächsten kommt, zu einem Ort von bemerkenswerter Stabilität. Die Stille ist in Wirklichkeit ein Stützpunkt, eine Art Bewusstseinsstillstand, die es uns ermöglicht, auch die geringste Nuance in Bezug auf Gedanken, Emotionen, Empfindungen und Gefühle wahrzunehmen.

Dank der Stille sind wir aufmerksamer und sehen klarer. Noch wichtiger: Wenn sie von menschlichem Gewahrsein bewohnt wird, geht sie einher mit einem natürlichen Kraftprinzip. Zunächst unbewegt und ruhend, wird die Stille dann von einer langsamen und globalen Bewegung belebt, aus der die innere Bewegung in unserem Körper und weit über unseren Körper hinaus entsteht. Es ist diese innere Bewegung, die die Qualitäten des Herzens erweckt, was zu einer sanften und beruhigenden Emotion, einem Gefühl des inneren Glücks und einer Neigung zu Mitgefühl und Wohlwollen führt. Auch die Qualitäten des Geistes werden durch den Kontakt mit dieser bewegten Stille verbessert und erzeugen ein Gefühl der Ruhe, Gelassenheit und Heiterkeit. Wenn die Qualitäten von Herz und Geist in Einklang kommen, spürt die Person ein Gefühl der Fülle, was den Begriff des „vollen Gewahrseins" für die Manifestation der menschlichen Wärme, die in jedem Einzelnen zu finden ist, rechtfertigt.

Thema Nr. 2: Das innere Sehen

„Die Augen schließen"

Zu Beginn der Meditation werden die Teilnehmer eingeladen, die Augen zu schließen oder genauer gesagt, die Augenlider entspannt vor den Augen ruhen zu lassen. Die Augen werden nicht zusammengekniffen, sie suchen nichts, es gibt keine Absicht, etwas Bestimmtes zu sehen, denn jeder Fokus wäre ein Hindernis für die visuelle Wahrnehmung.

Auf diese Weise die Augen zu schließen ist eine Einladung, den eigenen Willen das zu sehen, was bereits bekannt ist, zurückzusetzen, um sich für das zu öffnen, was aus dieser Erfahrung entstehen wird. Diese Aktion, die oberflächlich betrachtet minimalistisch erscheinen mag, bringt dennoch wichtige Entscheidungen und den Wunsch mit sich, ein präzises Ziel zu erreichen. Das Senken der Augenlider manifestiert die Entscheidung, die Aufmerksamkeit auf sich selbst zu richten, in eine Beziehung mit der eigenen Innerlichkeit zu treten und der Besinnung Zeit zu widmen. Die Entscheidung, die Augenlider zu schließen, ist ein wichtiger Akt, der den Wunsch signalisiert, sich vorübergehend von der Aufregung und den Reizen der Außenwelt zurückzuziehen.

Über diese Entscheidung hinaus ist es auch eine weitere Möglichkeit, den Sehsinn anzusprechen. In der Tat denkt die Mehrheit der Menschen, dass es nichts zu sehen gibt, wenn die Augen geschlossen sind. Im Gegenteil, die Meditierenden sind erstaunt, dass eine bunte Atmosphäre auftaucht, die sie nicht vermutet hatten. Die Helligkeit des Tageslichts oder des künstlichen Lichts verblasst und es entsteht eine gedämpfte Atmosphäre, die der Meditation förderlich ist. Hat sich der Blick erst einmal an diese gedämpfte Atmosphäre gewöhnt, taucht ein ganzes buntes und bewegtes Universum auf, das den Meditierenden jedes Mal aufs Neue überrascht. Meistens ist die Farbe, die erscheint, bläulich.

Es ist möglich, die Unbewegtheit oder Bewegtheit dieser farbigen Atmosphäre zu erkennen. Wenn der Praktizierende eine farbige Bewegung sieht, nimmt er die Anwesenheit der inneren Bewegung wahr, die ihn in seinem Inneren belebt.

Schließlich kann der Mensch bei geschlossenen Augenlidern seinen Blick nach Belieben lenken: nach oben und er wird in Richtung Außenwelt projiziert, nach unten und er wird in Richtung Innenraum getragen. Auf die Mitte ausgerichtet, fängt der Blick einen Ort ein, der sowohl innen als auch außen ist, verfügbar für alles, was sich zeigt.

Thema Nr. 3: Das Körperbewusstsein

„Lenken Sie Ihre Aufmerksamkeit auf die Reglosigkeit Ihrer Haltung"

Jede Art der Meditation schreibt eine Körperhaltung vor, die ihre eigene Bedeutung und Symbolik hat. Die Meditation des vollen Gewahrseins ist keine Ausnahme von dieser Regel, und die Besonderheit dessen, was sich in dieser Haltung abspielt, macht diese zu ihrem Merkmal.

Die Person kann die Haltung ihrer Wahl einnehmen: sie kann im Liegen, im Sitzen in einem Sessel oder auf einem bequemen Stuhl oder im Lotussitz für diejenigen, die an die

Praxis des Yoga gewöhnt sind. Unabhängig von der Körperhaltung muss die Reglosigkeit so perfekt und entspannt wie möglich sein.

Die sitzende Position wird am häufigsten eingenommen. Die Person hat die Wahl, die Hände vor dem Becken gekreuzt zu halten oder sie flach auf die Oberschenkel zu legen, die Füße gekreuzt oder flach auf den Boden zu stellen. In jedem Fall aber muss der Rücken in einer neutralen Position bleiben (zu viel Aufrichtung oder Beugung ist der Wirksamkeit der Meditation abträglich), und der Kopf muss sich in der Verlängerung der Wirbelsäule befinden, so dass Muskelanspannung und -tonus so sparsam wie möglich eingesetzt werden. Es ist wichtig, eine Position zu finden, in der man sich wohl fühlt, ohne Anstrengung und Schmerz, so dass jede noch so kleine, die Stabilität unseres Gewahrseins beeinträchtigende Bewegung während der Meditation (auch im Bereich von Kopf und Nacken) vermieden werden kann.

Die regungslose Haltung ist äußerst wichtig und birgt in sich mehrere Bedeutungen. Regungslos zu bleiben bedeutet zunächst, für einen Moment auf die Unruhe der Außenwelt zu verzichten und sich eine Zeit der Ruhe in der Begegnung mit sich selbst zu gönnen. Es ist auch ein Stützpunkt, der dazu beiträgt, die Qualität der kollektiven Stille herzustellen. Die Reglosigkeit der Haltung offenbart dagegen das Vorhandensein einer inneren Bewegung im Körper. Dazu muss aber die Reglosigkeit in einem Zustand ausreichender Entspannung aufrecht erhalten werden. Dank der Vereinigung einer angemessenen Durchlässigkeit und eines adäquaten Tonus kann dann die Bewegung erscheinen.

Die Reglosigkeit der Körperhaltung hat einen realen Einfluss auf die psychgische Sphäre. Durch ein Phänomen der Ansteckung zwischen Körper und Geist erzeugt die Reglosigkeit ein Gefühl von Stabilität und Solidität, das in seinem Gefolge zu Zuständen der Ruhe, Gelassenheit und Heiterkeit führt, die bei einem selbst und in der Gruppe durchaus greifbar sind.

„Ihre Aufmerksamkeit auf die Positionierung Ihres Körpers richten"

Wenn die vorherigen Schritte abgeschlossen sind, gibt der Anleiter Anweisungen, die darauf abzielen, die Aufmerksamkeit der Person allmählich wieder auf ihren eigenen Körper zu lenken.

In Bezug auf die Beziehung zum Körper hilft eine Reihe von vorgeschlagenen Anweisungen - von den einfachsten bis zu den komplexesten - der Person, ihren Körper im Raum zu verorten, dann in Beziehung zu ihrer Körperhaltung zu treten, bevor sie in das Innere des Körpers eindringt und den Empfindungen, Gefühlen und Zuständen lauscht, die sich bei dieser Erfahrung ergeben. Jede Anweisung erfolgt nach einem Rhythmus, der jeder Person Zeit lässt, die Informationen aufzunehmen, zu verstehen und umzusetzen.

„Ihre Position im umgebenden Raum verorten"

Diese Anweisung soll der Person helfen, sich selbst im Raum zu verorten und ihre Anwesenheit in der Gruppe so zu behaupten, dass sie selbst es ist und nicht jemand anderes. Die verwendete Anweisung lautet: „Verorten Sie Ihre Position im umgebenden Raum. Befinden Sie sich eher rechts, eher links, eher vorwärts, eher rückwärts (in Bezug auf den Anleiter)? „Es ist auch möglich, in dieser Phase darum zu bitten, sich im Verhältnis zu den Wänden und der Decke des Raumes oder im Verhältnis zur Gruppe zu positionieren.

„Achten Sie auf eine neutrale Haltung der Wirbelsäule"

Der Anleiter lenkt die Aufmerksamkeit des Übenden auf die Haltung, die er mit seinem Rumpf, den oberen Gliedmaßen, den Händen, dem Becken, den unteren Gliedmaßen und den Füßen spontan eingenommen hat. Er benennt langsam jede anatomische Region, und die Person macht im Bewusstsein eine Bestandsaufnahme ihrer Haltung. Gegebenenfalls gibt der Anleiter korrigierende Hinweise, wie z. B.: „Achten Sie auf die neutrale Haltung Ihrer Wirbelsäule, stellen Sie sicher, dass sie weder zu gerade noch zu locker ist", oder: „Achten Sie darauf, dass Ihr Kopf sich in der Verlängerung Ihrer Wirbelsäule befindet, finden Sie den Ort der Neutralität und der muskulären Entspannung."

„Zoomen Sie auf die Kontaktflächen Ihres Körpers"

Der Anleiter lenkt die Aufmerksamkeit des Übenden auf die Kontaktflächen seines Körpers im Sitzen. Auch hier macht er eine Bestandsaufnahme der möglichen Auflagen des Rückens auf der Rückenlehne, des Beckens und eines Teils der Oberschenkel auf dem Stuhl, der Unterarme oder Hände auf den Oberschenkeln und der Füße auf dem Boden.

„Zoomen Sie auf den Inhalt Ihres Brustkorbes"

Diese Anweisung legt dem Übenden nahe, seine verschiedenen Innenräume heranzuzoomen, um eine dreidimensionale Beziehung zu seinem Körpervolumen herzustellen. Nach und nach lenkt der Anleiter die Aufmerksamkeit auf den Inhalt: Herz, Lunge, Bauchorgane, Gehirn, etc. Anlässlich dieser Bestandsaufnahme kann er auch vorschlagen, die Dichte, das Gewicht und die Wärme der einzelnen Bereiche zu kontaktieren.

„Was geschieht mit der körperlichen Empfindung ?"

Die vorangegangene Anweisung hat die Aufmerksamkeit wieder auf den Körper gelenkt. Jetzt geht es darum, in ihn einzudringen und Zugang zu seiner Tiefe zu bekommen, um die Nuancen der Innerlichkeit, die intimen Zustände des Körpers und alle Informationen, die mit der inneren Bewegung zusammenhängen, ans Tageslicht zu bringen.

„Richten Sie nun Ihre Aufmerksamkeit auf Ihren Körper. Was geschieht mit Ihrer Körperempfindung ? Die Anweisungen zielen darauf ab, die Aufmerksamkeit des Praktizierenden auf die Zustände seines Körpers zu lenken, z.B.: „Seien

Sie sich der Zonen bewusst, die in Ihrem Körper angespannt oder entspannt, schmerzhaft oder angenehm sind ...", oder wiederum: „Achten Sie darauf, die Qualität der Entspannung zu erhalten, indem Sie Ihre regungslose Haltung beibehalten"."

Der Anleiter bittet den Übenden, auf die Empfindungen des Körpers und auf seine Innerlichkeit zu zoomen: „Ist der Zustand, den Sie empfinden, angespannt oder entspannt, angenehm oder unangenehm? " Dann gehen die Anweisungen schrittweise in eine tiefere Dimension der Erfahrung: „Was ist das Gefühl, das Sie empfinden? Ein Gefühl der Gelassenheit oder der Unruhe? Der Ruhe oder der Besorgnis? Stärke oder Verletzlichkeit? Gelassenheit oder Unruhe? „An dieser Stelle ist es wichtig, dass die Anweisung zwei entgegengesetzte Zustände vorschlägt, um die unterschiedlichen Erfahrungen noch mehr zu kontrastieren.

Die Arbeit zum Thema Körperbewusstsein lädt dazu ein, die verschiedenen Empfindungen anhand bestimmter Anweisungen zu erforschen, darunter: „Spüren Sie die Anwesenheit einer Belebtheit in Ihrem Körper oder nicht? Wenn ja, können Sie ihre Lage, Geschwindigkeit, Ausrichtung und Amplitude definieren? Was ist der Zustand, den Sie mit dieser Erfahrung verbinden?"

Thema Nr. 4: Das Denken

„Was geschieht in Ihrem Denken ?"

Wenn durch die Haltung die Stabilität und die Beziehung zur Stille hergestellt sind und dann durch den Einsatz einer Beziehung zum Körper und zum Körperempfinden eine bestimmte Qualität der Präsenz sich eingestellt hat, ist es an der Zeit zu beobachten, was auf der Ebene des Denkens geschieht.

Diese Anweisung zielt darauf ab, die Aufmerksamkeit auf die Gedanken zu lenken, die im Bewusstsein des Meditierenden erscheinen. Die Beziehung zum Denken erfordert eine Beobachtungsphase, die darauf abzielt, die allgemeine Stimmung des Denkens zu bewerten: kreativ oder repetitiv, kontrollierbar oder unkontrollierbar, ruhig oder aufgeregt. Bestimmte Gedanken werden zu Recht als Hindernis für die in der Meditation angestrebte Ruhe empfunden, besonders wenn sie in das Register der Kritik (Beurteilung, Vergleich, Unbefriedigung von Bedürfnissen) eintreten und Negativität vermitteln.

Die Beziehung zum Denken ist für die meisten Meditierenden heikel. In der Tat suchen sie oft in der Meditation nach Leere oder der Abwesenheit von Gedanken. Dabei sind die Gedanken in der Meditation allgegenwärtig. Sie ist es, die uns über den Zustand informiert, in dem wir uns befinden, sie ist es, durch die wir uns bewusst werden, was in der Meditation geschieht. In der Tat stimmt ein Gedanke mit der Meditation überein, wenn sein Inhalt mit der Erfahrung, die dabei gemacht wird, in Beziehung steht. Umgekehrt ist ein störender Gedanke ein Gedanke, der keine Verbindung zu der gelebten Erfahrung hat. In diesem Fall ist es notwendig, die Zügel des eigenen Denkens wieder in die Hand zu nehmen und es zu stärken, um es anders auszurichten.

In dieser Gesamtdynamik ist es gut, die Aufmerksamkeit der Person chronologisch zu lenken, vom Einfachsten zum Komplexesten und vom Globalen zum Analytischen. Die Anweisung „Legen Sie Ihr Bewusstsein auf Ihr Denken" ist global und bleibt in jedermanns Reichweite.

Wenn der Praktizierende die Meditation intensiv erlebt, hat er das Gefühl, nicht mehr zu denken: Der Gedanke ist diskret, bleibt aber aktiv, sobald die Person einen Akt des Bewusstseins oder der Bewusstwerdung der Erfahrung macht, die sie lebt. Das Denken nimmt am Akt des Bewusstseins teil.

Eine weitere globale Anweisung kann vorgeschlagen werden: „Beobachten Sie die Stimmung Ihres Denkens." Wir laden den Praktizierenden also ein, seine Aufmerksamkeit auf die Natur seines Denkens zu richten: ist es diskret bis zu dem Punkt, dass er es nicht wahrnimmt, oder ist es im Gegenteil invasiv und hindert ihn daran, seinen Zustand in der Tiefe zu erforschen?

Je nach der Natur des Denkens hat der Praktizierende die Wahl, es zu kontrollieren oder es ohne Bewertung vorbeiziehen zu lassen, woraus sich folgende Anweisung ergibt: „Wenn Ihr Denken Sie stört, treffen Sie die Wahl, es anderswohin zu lenken, zum Beispiel auf positive Gedanken oder angenehme Erinnerungen", oder: „Lassen Sie eine vergangene Erinnerung, die für Sie wichtig war, in Form von Bildern in Ihr Bewusstsein kommen". Wenn das Denken hingegen in Form eines spontanen, angenehmen und ruhigen Flusses auftritt, wird vorgeschlagen, dass Sie ihn sich entfalten lassen, ohne ihn zu beeinflussen.

Aber meistens nimmt der Meditierende wahr, dass sein Denken diskret ist und dass die Atmosphäre von Festigkeit, Ruhe und Gelassenheit ein Denken erzeugt, das von gleicher Natur ist. Daraus entsteht ein wohlwollender Gedanke, der auf andere gerichtet werden kann. Wir gehen dann zur Meditation des Mitgefühls über: „Richten Sie Ihren positiven Gedanken auf einen geliebten Menschen."

Während der Meditation ist die Stimmung tendenziell optimistisch und die Gedanken, die dabei entstehen, sind kreativ und erlauben uns, eine komplexe Situation aus einem anderen Blickwinkel zu sehen. Dies ist die Zeit, um die eigenen Gedanken zu mobilisieren und das Nachdenken auf die Lösung des Problems zu lenken: „Richten Sie Ihr positives Denken auf die Lösung eines Problems, das Sie betrifft."

Thema Nr. 5: Die Atmung

„Was passiert mit der Atmung?"

Erste Option

Generell ist die Atmung eine Unterstützung bei allen Formen der Meditation. Die Aufmerksamkeit auf die eigene Atmung zu lenken, ist einfach. Es genügt, sich des natürlichen

Flusses der Atmung bewusst zu werden und dann allmählich die Amplitude des Atems zu erhöhen (langsamere und längere Ein- und Ausatmungen). Wir atmen also fünf Sekunden lang langsam ein, indem wir zuerst den Bauch und dann den Brustkorb aufblasen. Dann atmen wir genauso lange aus, wobei wir den Bauch einziehen und das Volumen des Brustkorbs reduzieren. Es sollte darauf geachtet werden, dass bei der Einatmung und bei der Ausatmung die Luft für einen kleinen Moment angehalten wird (Apnoe). Diese Übung sollte etwa zehnmal wiederholt werden. Es ist möglich, einige Varianten hinzuzufügen, indem nur durch die Nase geatmet wird oder indem zwischen Nasen- und Mundatmung abgewechselt wird.

Tatsächlich beginnt die Meditation des vollen Gewahrseins selten mit einer Konzentration auf die Atmung. Dieser Ansatz wird nur verwendet, wenn sich die Person in einem Zustand der Angst befindet und nicht leicht in eine Beziehung der Präsenz mit ihrem inneren Selbst eintreten kann.

Zweite Option

Die Atmung wird im Gegenteil beiseitegelegt. Je weniger man sich um die Atmung kümmert, desto besser. So kann dann der Körper in seinem eigenen Rhythmus und seiner eigenen Amplitude atmen. Dadurch, dass die Aufmerksamkeit auf andere Aufgaben gerichtet ist, vergisst die Person, dass sie atmet. Dies ist die ideale Bedingung dafür, dass das Bewusstsein für die Gegenwart der inneren Bewegung und für alle Phänomene, die im auditiven, visuellen und körperlichen Sinn auftreten, verfügbar ist. In der Tat monopolisiert die Durchführung der freiwilligen Atmung die Aufmerksamkeit auf diese Funktion und verhindert, dass das Bewusstsein anderweitig zur Verfügung steht. Das ist es, was die Person entdeckt, wenn der Begleiter auf dem Höhepunkt der Meditation die Aufmerksamkeit des Praktizierenden auf diese von jeder freiwilligen Kontrolle emanzipierte Freiheit des Atems lenkt. Das „Richten Sie Ihre Aufmerksamkeit auf die Atmung" ist nur dazu da, um der Person zu zeigen, dass ihr

Körper von selbst atmet. Das Fehlen der Atemkontrolle sowie die Stille und Reglosigkeit der Körperhaltung sind die unabdingbaren Voraussetzungen, um die innere Bewegung im Körper wahrzunehmen.

Dritte Option

Am Ende der Meditationspraxis wird darum gebeten, eine bestimmte Anzahl von Atemzügen zu nehmen, um allmählich zum normalen Bewusstsein zurückzukehren. Diese Phase endet mit einer willentlichen Atmung, die eine Gestik in Übereinstimmung mit der Einatmung, der Ausatmung und der Apnoe kombiniert. Es wird nämlich darum gebeten, die Einatmung (die in fünf Sekunden erfolgt) mit einer Streckung der Wirbelsäule zu begleiten (langsam in ein Hohlkreuz gehen). Beim Ausatmen führt die Person eine Beugung aus (den Rücken langsam nach vorne beugen). Die Synchronizität zwischen Atmung und Gestik verstärkt das Körperbewusstsein. Diese Übung ist Teil der gestischen Meditation, die auch als Vorbereitung für die Meditation des vollen Gewahrseins verwendet werden kann.

Das Praktizieren, allein zu Hause – Wie geht das?

1. Wählen Sie den ruhigsten Raum oder den Raum, den Sie bevorzugen. Er sollte weder zu hell noch zu dunkel sein. Am besten ist ein gedämpftes, nicht-aggressives Licht. Auch die Geräuschkulisse ist wichtig. Geräusche aus der Natur bieten optimale Bedingungen, aber in der Stadt ist der beste Platz wahrscheinlich der stillste.
2. Setzen Sie sich bequem hin und nehmen Sie dabei eine neutrale Haltung ein, die weder zu entspannt noch zu angespannt ist. Nehmen Sie kleine Anpassungen vor, um die Haltung zu finden, die am wenigsten Muskelspannung, Schmerz und Tonus verlangt. Suchen Sie nach Entspannung und neh-

men Sie eine reglose, aber nicht starre Haltung ein. Es geht um eine erholsame Reglosigkeit. Achten Sie darauf, dass diese Haltung während der gesamten Meditation regungslos und entspannt bleibt. Zoomen Sie auf die Körperhaltung, die Sie spontan eingenommen haben. Wie ist die Position Ihrer Beine, Ihrer Arme, Ihres Kopfes, Ihrer Brust? 3. Entscheiden Sie sich dazu, die Augen zu schließen, zu schweigen und eine regungslose Haltung einzunehmen. 4. Lauschen Sie nun der Sie umgebenden Lautkulisse. Jetzt können Sie das Vogelgezwitscher, den Wind in den Blättern, Geräusche von draußen erkennen ... Richten Sie Ihre Aufmerksamkeit auf das, was Ihnen guttut, und lassen Sie die störenden Geräusche, die von draußen kommen, dort wo sie sind (wenn die Lautkulisse draußen ein Problem ist, dann legen Sie Musik Ihrer Wahl auf, am besten eine leise und beruhigende). Nach und nach wird sich die Aufmerksamkeit, die nach außen gerichtet war, auf den Raum richten, den Sie wegen seiner beruhigenden Eigenschaften gewählt haben. Sie hören der Atmosphäre in Ihrem Raum zu. Nehmen Sie sich die Zeit, diesen privilegierten Moment zu genießen. Er gibt Ihnen die Gelegenheit zu erkennen, dass Sie nicht nur in einem Haus leben, sondern dass Sie dieses präsent bewohnen, so sehr, dass Sie diese Anwesenheit spüren. Dies ist der Moment, in dem die Stille sich in eine Qualität von Gewahrsein verwandelt. Genießen Sie die Erholung, die Ihnen diese physische und psychische Reglosigkeit bietet. 5. Jetzt ist es an der Zeit, Ihre Aufmerksamkeit auf das zu richten, was durch Ihre geschlossenen Augenlider scheint. Sie werden überrascht sein, dass Sie durch Ihre Augenlider das Tageslicht, das künstliche Licht der Raumbeleuchtung gedämpft sehen können. Beobachten Sie diese farbenfrohe Kulisse einen Moment lang, und vielleicht ändert sich dann die Farbe des farbigen Hintergrunds: eine bläuliche, violette oder indigoblaue Farbe - oder eine andere Farbe, die sich vom Tageslicht unterscheidet. Halten Sie einen Moment lang inne und betrachten Sie, was mit Ihrem inneren Sehen geschieht. Befindet sich diese neue Leuchtkraft vor oder hinter Ihren

Augen, oder im ganzen Körper, oder außerhalb und innerhalb von Ihnen?

6. Ist diese Helligkeit unbeweglich oder im Gegenteil von einer Bewegung beseelt? Achten Sie im zweiten Fall auf die Geschwindigkeit dieser Bewegung, ihre Verortung, ihre Amplitude und ihre Ausrichtungen. Manchmal ist die Bewegung nur außerhalb unseres Körpers vorhanden, zu anderen Zeiten befindet sie sich eher im Inneren des Körpers. Es kommt auch oft vor, dass diese Bewegung sowohl außerhalb als auch innerhalb des Körpers ist.

7. Richten Sie nun Ihre Aufmerksamkeit auf Ihren inneren Raum: Was fühlen Sie in diesem Moment? Sie können, wenn Sie möchten, eine Bestandsaufnahme der Organe machen, die das Volumen Ihres Körpers einnehmen. Sie können mit dem Herzen, der Lunge, den Bauchorganen und dem Gehirn beginnen und Ihren Körper in drei Dimensionen erleben. Sie können auch direkt zu den Wirkungen übergehen, die durch die Zirkulation der inneren Bewegung in allen anatomischen Teilen Ihres Körpers entstehen und die Ihre Sinnlichkeit wecken.

8. Wie würden Sie das benennen, was Sie gerade erleben? Ein Zustand der Entspannung oder der Anspannung, ein Zustand der Ruhe oder der Aufregung, ein Zustand der Gelassenheit oder der Besorgnis, ein Zustand der Festigkeit oder der Verletzlichkeit, ein Zustand der Liebe oder der Gleichgültigkeit, ein Zustand der Offenheit oder der Verschlossenheit? Unterscheiden Sie aus dem Kontrast heraus zwischen diesen verschiedenen Zuständen, und validieren Sie Ihren Zustand.

9. Richten Sie nun Ihre Aufmerksamkeit auf das, was mit Ihrem Denken geschieht. In diesem Stadium der Meditation haben Sie aufgrund der Atmosphäre, die Sie in sich selbst installiert haben, das Gefühl, dass Ihr Denken so diskret geworden ist, dass Sie es vergessen haben. Sie können in diesem Zustand bleiben und die Ruhe genießen, die Sie jetzt umgibt und bewohnt.

10. Falls der Gedanke auffällig und vielleicht störend ist, entscheiden Sie sich, seine störende Atmosphäre zu erkennen und seine Richtung zu ändern. Sie können zum Beispiel

beschließen, an etwas zu denken, das Ihnen guttut, sich an eine Situation zu erinnern, die Ihnen Spaß gemacht hat. Sie haben die Möglichkeit, diese Wahl zu treffen. Sie können Ihre Gedanken auch auf eine Person richten, die Ihnen lieb ist, oder auf ein Problem, das Sie lösen möchten. Jetzt ist die Zeit dafür da, denn Ihre Gedanken sind von einem neuen Optimismus beseelt und tragen eine Kraft der Auflösung und der Wechselwirkung in sich.

11. Es ist an der Zeit, darauf zu achten, was mit Ihrer Atmung geschieht. Sie ist diskret, geschieht von selbst und unterbricht nicht die Ruhe, die Sie in Ihrer bewegten und bewegenden Innerlichkeit erleben.

12. Wir müssen diese Meditation nun abschließen. Sie sind hier und nirgendwo anders, Sie sind in der Gegenwart präsent, und nichts aus der Vergangenheit oder der Zukunft stört Sie. Sie fühlen sich Ihrer selbst gewahr, anwesend im gegenwärtigen Moment. Sie bewohnen den Raum und Ihre Zeitlichkeit, niemand sonst kann fühlen, was Sie fühlen. Was Sie erleben ist einzigartig. Es ist Ihre Art, es zu leben.

13. Es ist an der Zeit, Ihre Aufmerksamkeit auf den normalen Fluss Ihres Atems zu richten und ihn einen Moment lang passiv zu begleiten. Wenn Sie aus Ihrer Tiefe auftauchen möchten, um sich auf den Alltag vorzubereiten, können Sie eine freiwilligere, weitere Atmung durchführen. Beim Einatmen wölben Sie fünf Sekunden lang den Bauch und den Brustkorb, indem Sie durch die Nase oder abwechselnd durch Nase und Mund atmen. Bei der Ausatmung ziehen Sie den Bauch ein und leeren den Brustkorb. Machen Sie dies etwa zehnmal.

14. Beenden Sie dann die Übung, indem Sie den Rücken synchron mit der Geschwindigkeit Ihrer Atmung strecken und beugen. Sie dehnen sich lang und langsam.

Fazit

Neue existentielle Sehnsüchte tauchen auf, sowohl in der Beziehung zu sich selbst als auch zu anderen und zur Welt, in der Hoffnung auf ein besseres Leben und ein besseres Zusammenleben.

Bei diesen Alternativen nimmt die Meditation einen immer wichtigeren Platz ein. Sie ist in unserer Gesellschaft zu einem Verbündeten geworden, um sich selbst zu erobern, seinen Geist und seine Emotionen zu beherrschen und um ein Wissen um das Zusammenleben zu erlangen.

Was die Meditation des vollen Gewahrseins angeht, so lädt sie den Menschen ein, seine Beziehung zu dem zu heilen, was die Grundlage seiner intimsten und universellsten Instanzen ist: seiner menschlichen Natur. Diese Natur stellt die Essenz des Menschen dar, per Definition unveränderlich und unveränderbar, und trägt ein Kraftprinzip, ein Verlangen und einen Appetit auf Wachstum in sich, die helfen, sich von einem Zustand der Unvollkommenheit zu einem Zustand der Vollkommenheit zu bewegen.

Der Mensch ist zwar beschaffen, um zum Besten seiner selbst zu streben, aber das reicht nicht aus. Er braucht ein Projekt und eine Entschlossenheit, die es ihm erlauben, seinen Zugang zur menschlichen Wärme zu öffnen und so seine Beziehung zu seiner eigenen Menschlichkeit und deren Ausdruck in der Welt zu entwickeln. In dieser Perspektive bedeutet das Zugehen auf andere vor allem eine Rückkehr zu sich selbst: sich selbst verändern, bevor man die Welt verändert, seiner selbst gewahr sein, um sich besser der anderen gewahr zu sein und, mehr noch, mit der eigenen menschlichen Wärme in Verbindung treten, um sie anderen gegenüber mehr zum Ausdruck zu bringen.

Die wahre Signatur dieser Meditation liegt also darin, durch volles Gewahrsein Zugang zur inneren Bewegung zu finden. Diese ist ein regelrechter Herd, der das Herz der menschlichen Wärme belebt und einen lebendig fühlen lässt, wie in den besten Momenten des Verliebtseins, voller Schwung und Zuversicht, erfüllt von Sanftheit und Wärme, mit der Kraft und Ruhe, die es einem erlauben, den Turbulenzen des Lebens zu begegnen.

In vollem Gewahrsein zu leben bedeutet also, in Verbindung mit einer lebendigen Kraft zu sein, in einem inneren Zustand, der es jedem Menschen erlaubt, seine Einsamkeit bewusst zu überwinden und dem Streben nach einem gesteigerten Leben zu folgen.

Mein Logbuch

Dieses Logbuch soll Euch ein Leitfaden beim Praktizieren sein. Es liefert Euch die Angaben, die Ihr braucht, um zu beobachten, gibt Euch Bezüge, um einzuschätzen wie nahe Ihr Eurer Innerlichkeit seid, sowie Meilensteine, die Euch auf diesem unsichtbaren Weg leiten können. Viele Parameter werden sich im Laufe der Praxis weiterentwickeln. Diese Veränderungen zu erkennen wird Euch helfen, Euch in der Arbeit, die in Euch geschieht, wiederzufinden.

Wenn dann diese verschiedenen Elemente integriert sind, ist es ratsam, ein Logbuch zu halten, denn diese aus vielfältigen Gefühlen und Überlegungen bestehende Erfahrung kann in einem Nebel bleiben, der es uns nicht erlaubt, den ganzen Saft und Sinn, den sie birgt, wiederzugeben. Das wäre sehr schade!

Diese sinnliche Erfahrung in Worte zu fassen wird Euch helfen, sie besser zu erfassen, das zu enthüllen was zunächst nicht erschien, daraus einen Sinn zu ziehen und zu lernen. Über dieses Tagebuch werdet Ihr von Meditation zu Meditation Eure Entwicklung feststellen können und somit auf wunderbare Weise Euch besser kennenlernen.

Es wird zur Sammlung der Erfahrungen werden, die sich während der Meditation in ihrem Körper ergibt: die Bewegung, die Zustände, die Nuancen dieses Prozesses, der von einem Zustand zu einem anderen Zustand führt, die Erfahrung, die sich ergibt, die Überlegungen, die sie anregt, die Fragen, die möglicherweise erscheinen, die empfundenen Schwierigkeiten und all das was Ihr daraus entnommen habt.

Dieses Logbuch wird also zum Zeugen Eurer persönlichen Entwicklung und Eurer allmählich sich vollziehenden Bewusstwerdungen und somit zu einem wichtigen Partner auf dem Weg der Erforschung Eurer selbst.

Erste Etappe: Was sind meine Empfindungen vor Beginn?

O unruhig   O angespannt
O fröhlich   O traurig
O ruhig   O genervt
O Friedlich   O zerstückelt
O entspannt   O von störenden Gedanken, von
                        fixen Ideen gepeinigt
O vereint   O ängstlich/angstvoll
O körperliches   O körperliches
  Wohlbefinden   Unwohlsein
O zentriert   O stehe neben mir
O Geistesruhe   O kopflastig
O präsent in meinem Körper und in meinem Kopf
O Sonstiges:

Zweite Etappe: Was habe ich während der Meditation empfunden?

Regungslosigkeit und Entspannung von Körper und Denken
• Schaffe ich es, mich zu entspannen und dabei regungslos zu bleiben?
• Schaffe ich es, runterzukommen, mich nicht an meine Gedanken zu krallen?

Zugang zur Stille
• Welche Qualität von Stille bin ich in der Lage, in mir herzustellen? Und um mich herum?
• Lösen die mich umgebenden Geräusche eine Wirkung in mir aus? Destabilisieren sie mich? Oder stören sie mich gar nicht, weil meine Stabilität mir ermöglicht sie zu dämpfen?

Aufmerksamkeit und Gewahrsein

• Ist meine Aufmerksamkeit fokussiert oder erstreckt sie sich über den gesamten Körper, von Kopf bis Fuß?
• Habe ich das Gefühl, meiner selbst gewahr zu sein? Mir selbst näher zu sein? In mir eine Präsenz zu haben? Ist mein Gewahrsein stabil oder schwankend (in Abhängigkeit von den Geräuschen im Außen oder meinen Gedanken)?

Zugang zur Innerlichkeit

• Spüre ich meinen inneren Raum? Eine Tiefe?
• Bin ich in meiner Innerlichkeit berührt, angesprochen?

Die innere Bewegung

• Ist sie da oder nicht? Wie drückt sie sich aus?
• Geschwindigkeit: spüre ich die einförmige Langsamkeit der Bewegung?
15. Richtung: welche Körperstellen hat die Bewegung durchlaufen? Was waren ihre Richtungen? Wo war sie präsent? Ist sie von einer Stelle zu einer anderen gewandert? Gab es mehrere Phasen?
• Amplitude: Wie hat sich das Gefühl für die Amplitude der Bewegung weiter entwickelt?
• Ist die Bewegung innerhalb meines Körpers geblieben?
• Wurde die Bewegung größer als ich?
• Gab es ein Gefühl der Weitung nach außen oder in die Tiefe?
• Hat die Bewegung die Materie angesprochen? Oder nicht? War sie global? Habe ich die Farbe blau wahrgenommen? Oder Wärme empfunden?
• War ihre Beschaffenheit dicht, widerständig, oder flüssig, luftig?
• Welche Form hatte sie? Linear oder zirkulär?

Die Zustände der Materie

• Wie nehme ich meine Materie wahr? Unbewegt? Bewegt? Hart? Weich? Fluide?
• Wie fühlt sich die Bewegung an: luftig? Fluide? Dicht? Sehr dicht?
• Fühle ich Wärme oder Kälte?
• Habe ich ein Gefühl von Globalität, Einheit, Gestimmtheit zwischen meinen verschiedenen Körperteilen? Zwischen meinem Körper und meinem Geist? Vermittelt mir dieser Zustand ein Gefühl von Stabilität und Belastbarkeit?

Visuelle Wahrnehmungen mit geschlossenen Augen

• Ist es schwarz, grau, weiß? Oder gibt es eher Farben? Formen in Bewegung? Bilder?

Das Raumgefühl

• Vollzieht sich die Arbeit ausschließlich innerhalb meiner Körpergrenzen?
• Gibt es ein Gefühl von Entfaltung, von Weitung, von Ausdehnung nach außen?
• Gibt es ein Gefühl von Entfaltung, von Weitung, von Ausdehnung in Richtung Tiefe?
• Gibt es ein Gefühl, sich seiner selbst gewahr zu sein und gleichzeitig in einer Kontinuität mit dem äußeren Raum, gleichzeitig innen und außen zu sein?

Meine Fantasie

• Habe ich Bilder aus der Vergangenheit wahrgenommen? Symbolische, unbekannte Bilder? Oder verschiedene visuelle oder auditive Informationen?

Meine innere Stimmung

○ Seelenruhe ○ Friede
○ Gelassenheit ○ Ruhe
○ Sanftheit ○ Geschmack
○ Glück ○ Fülle
○ Freude ○ Liebe
○ Vertrauen ○ Sicherheit
○ Stabilität ○ Belastbarkeit

Meine Gedanken

• Schaffe ich es, von meinen gewöhnlichen Gedanken Abstand zu nehmen?

• Tauchen Gedanken spontan auf? Gesichtspunkte oder bedeutsame Informationen über mein Leben oder das Leben im Allgemeinen?

• Sind Überlegungen über mein Leben oder über das Leben im Allgemeinen aufgetaucht? Gedanken, die einen Sinn bergen, oder welche die kreativ sind?

Mein Existenzgefühl

• Verspüre ich ein starkes Existenzgefühl? Das Gefühl für mich zu existieren? Und in mir?

Dritte Etappe: Wie fühle ich mich nach der Meditation?

• Am Ende der Meditation nehme ich mir Zeit, die Wirkungen der Arbeit anzuerkennen. Gibt es Besserung? Inwiefern?

Vierte Etappe: Habe ich etwas gelernt? Wenn ja, was?

Während der Meditation des vollen Gewahrseins erscheinen zahlreiche Gefühle, manche von ihnen sind sehr genussvoll. Sehr häufig ist der Zustand, in dem wir uns befinden, so angenehm, dass er an sich genügt und er es uns ermöglicht, den

Tag mit Abstand zu verbringen, ohne dass wir uns von allem was kommt aufsaugen lassen. Wenn es uns aber dabei um Selbstentwicklung geht, so ist diese Phase der Reflexion über die Erfahrung wichtig, denn sie wird uns erlauben, das was wir gelernt haben zu bestimmen, indem wir Verbindungen herstellen zwischen Gefühlen, Zuständen und Gedanken.

Beispiel einer Bewusstwerdung: „Wenn ich eine Einheit spüre zwischen Körper und Geist, dann fühle ich mich stabil und belastbar, ich fühle mich stärker und fähig, mich an die Unwägbarkeiten des Lebens anzupassen." Eine Entscheidung zu treffen ist die Phase, die der Bewusstwerdung folgt: „Ich möchte diesen Zustand in mir festigen". Danach kommt das Handeln: „ Ich meditiere täglich, um diesen Zustand wiederzufinden und ihn dauerhaft in mir zu installieren."

Fünfte Etappe: Ich schreibe ein Tagebuch, Gedächtnis meines inneren Abenteuers

Dieses Tagebuch ist ein Mittel sich besser kennenzulernen, die Etappen, die wir durchlaufen aufzuzeichnen, das Fortschreiten des Prozesses festzustellen und über Worte die Erfahrung zu verwurzeln. Es ermöglicht uns, die Fortschritte, die Schwierigkeiten zu beobachten und unseren Blick auf unser Erlebtes zu verfeinern. Das Schreiben ist ein gutes Mittel, diese Erfahrung nicht zu vergessen, sie zu integrieren und somit schneller zu lernen.

Glossar

Die spirituelle Aktivität
Denkansatz, der versucht, sich eine Vorstellung von den Dingen zu machen, die jenseits der Reichweite von Vernunft und Wissenschaft liegt, im Gegensatz zur intellektuellen Aktivität, die versucht, die physische Natur der Dinge zu verstehen, indem sie den Regeln von Vernunft und Wissenschaft gehorcht.

Das Mitgefühl
Es wird definiert als „der Wunsch, das Leiden anderer und dessen Ursachen zu beheben". Matthieu Ricard sagt: „Das Glück nur für sich selbst zu suchen, ist der beste Weg, weder sich selbst noch andere glücklich zu machen. "

Der Säkularismus
„Säkular" ist das, was unabhängig von jeder religiösen Überzeugung ist. Der Säkularismus ist der neutrale Zustand zwischen den Religionen, tolerant gegenüber allen Konfessionen. Es ist auch eine politische Anschauung, die die Trennung zwischen Religion und Staat voraussetzt. Der Säkularismus wird so zu einem Wert, der den sozialen Zusammenhalt und die Gewissensfreiheit sichert. Die Gewissensfreiheit gibt den Bürgern das Recht, die Religion ihrer Wahl zu haben und zu praktizieren, sowie das Recht, keine Religion zu haben und Agnostiker oder Atheist zu sein. Der Säkularismus hat seine eigene Tugend, sogar seine eigene Weisheit. Der Atheist muss zur Kenntnis nehmen, was die Wissenschaft ihn über die menschliche Natur lehrt. Er beschränkt sich nicht auf die unmittelbaren Informationen der Sinne und bezieht das Gewissen durch Verstand und Urteil mit ein. In dieser Perspektive lädt der Säkularismus dazu ein, sein Leben zu gestalten,

anstatt es zu erdulden. Er untersteht dem Gewissensurteil. Säkulare Moral braucht weder Religion noch Atheismus. **Für einen Säkularisten** ist heilig der Respekt vor der Würde von Männern, Frauen und Kindern und die Achtung ihrer Rechten und ihrer Gedankenfreiheit.

„Ich spüre, dass ich spüre"

Maine de Biran (1766–1824), französischer Philosoph, der die Subjektivität in den Mittelpunkt seiner Philosophie stellt. Sein Cogito „Ich spüre, dass ich spüre" geht über den Akt des Spürens, des Wahrnehmens, des Denkens hinaus und impliziert ein aktives Subjekt, das sich selbst spürend, wahrnehmend, denkend apperzeptiert. In dieser Perspektive erstreckt sich der Begriff „spüren" auf das, was wir in und außerhalb von uns selbst verspüren, wahrnehmen und wissen können. Er bezeichnet jene Art der Innenschau, mit der das Individuum das wahrnimmt, was in ihm selbst geschieht.

Die menschliche Natur

Zwei Denkrichtungen stehen einander gegenüber. Die erste verteidigt die Idee, dass, wenn „Mensch sein" „menschlich sein" bedeutet, dann wird man nicht als Mensch geboren, sondern man wird menschlich – man kann es lernen sozusagen. So gesehen ist der Mensch untrennbar mit der Kultur und dem sozialen Leben verbunden. Und nach dem Philosophen Jean-Marie Schaeffer ist „der Mensch kein Wesen oder eine Essenz. Er ist die vorläufige und instabile genealogische Kristallisation eines in Entwicklung befindlichen Lebens".[74]

Die zweite Tendenz, die von den Humanisten vertreten wird, vertritt die Ansicht, dass die menschliche Natur nicht von der menschlichen Hand abhängt. Dies ist auch die Ansicht von Jean-Jacques Rousseau: „Die Natur hat den Men-

---

74 Schaeffer J.-M., *La Fin de l'exception humaine,* Paris, Gallimard, coll. „Essais", 2007.

schen glücklich und gut gemacht.[75] „So gesehen ist das Natürliche das, was unabhängig von menschlicher Aktivität oder Kunst gegeben ist. Es steht im Gegensatz zum Künstlichen (das, was durch menschliches Eingreifen entsteht).

Jenseits dieser beiden Positionen wird von den Humanisten ein Konsens vorgeschlagen, indem sie die Perfektibilität des Menschen betonen. Der Mensch ist also offen für eine unendliche Anzahl von Möglichkeiten, die Natur ist nicht endgültig festgelegt (nicht fixiert, sie enthält die Fähigkeit zur Veränderung). Sie hat die Fähigkeit, sich anzupassen und strebt nach Vollkommenheit. So gesehen ist die Natur also plastisch und kann verschiedene Formen in Zeit und Raum annehmen. Die Natur hat eine natürliche Veranlagung zum Wachsen. Im Grunde wird die menschliche Spezies nicht durch konkrete Merkmale definiert, sondern durch eine universelle Eigenschaft - die, sich zu verändern, sich zu entwickeln - was darauf hinausläuft zu sagen, dass die menschliche Natur zwangsläufig unbestimmt ist.

Potentialität

Der Zustand dessen, was in Potenz existiert, der Charakter dessen, was potentiell ist. Dieser Begriff hat mehrere Gesichter: Er bezeichnet das, was virtuell existiert, aber auch die Ressourcen, die einer Person, einer Gemeinschaft oder einem Land zur Verfügung stehen. Es ist schließlich die Fähigkeit, sich weiterzuentwickeln. Je größer das Potenzial, desto größer der Handlungsspielraum. Jeder Mensch ist einzigartig mit seinen eigenen Ressourcen, Stärken und spezifischen Potenzialen. Potenzial ist auch das Vermögen, Fähigkeiten zu erwerben. Somit wird Potenzial als das Vermögen definiert, innerhalb eines zufriedenstellenden Zeitrahmens höhere Fähigkeiten zu entwickeln. So gesehen ist es erforderlich, das Positive zu maximieren und das Negative zu minimieren.

---

75 Rousseau J.-J., *Rousseau juge Jean-Jacques*, 1782.

Propriozeption und Interozeption

Erstmals von Sherrington 1890 identifiziert und oft als „sechster Sinn" oder „geheimer Sinn" bezeichnet, ist Propriozeption der kontinuierliche, aber unbewusste sensorische Fluss durch die beweglichen Teile unseres Körpers, der uns die Positionierung und Bewegung unseres Körpers im Raum bewusst macht. Der Sinn für die Bewegung unseres Körpers wird uns durch das Sehen, das Gleichgewichtsorgan (vestibuläres System) und die Propriozeption vermittelt.

Heute, im Lichte der Faszienforschung, wird das fasziale Netzwerk als eines der sensorischen Sinnesorgane anerkannt, das am dichtesten mit Sensoren ausgerüstet ist und darin sogar das der Haut übertrifft. Neben den bekannten propriozeptiven Sensoren (Sehnen, Kapseln, Bänder und neuromuskuläre Spindeln) gibt es zahlreiche Sensoren in den tiefen und oberflächlichen Faszien. Diese Besonderheit macht die Faszie zu einem reichhaltigen Wahrnehmungsorgan, da sie propriozeptive (kinästhetischer Sinn, Haltung, Gleichgewicht, Bewegung), nozizeptive (Schmerz) und interozeptive (die Art und Weise, wie wir die Empfindung in Bezug auf die Bedürfnisse des Körpers wahrnehmen und die Art und Weise, wie wir seinen Zustand des Wohlbefindens oder Unwohlseins wahrnehmen) Eigenschaften aufbietet.

Die interozeptive Funktion informiert das Gehirn über den physiologischen Zustand des Organismus und beteiligt sich an der Aufrechterhaltung der Homöostase durch Bahnen, die die Insula erreichen, welche an emotionalen Prozessen und dem Selbstbewusstsein beteiligt ist. Die Propriozeption hingegen, die sensorischer Natur ist, wird auf den primären somatosensorischen Kortex projiziert und entspricht der Vorstellung des Körpers.

Im Rahmen des CÉRAP geführte, quantitative Forschung über Angst

Ziel dieser Forschung war es aufzuzeigen, dass die Berücksichtigung der Dimensionen des Körpers und der Wahrnehmung für die Linderung von Angstzuständen relevant ist, zumal diese Störung die Folge einer Interaktion zwischen Körper und Psyche ist. Menschen, die unter Ängsten leiden, fühlen sich ohnmächtig, gefangen in einem Teufelskreis aus psychischen Störungen und körperlichen Reaktionen.

Im Allgemeinen werden die in der Meditationsforschung erhobenen positiven Ergebnisse bei Angstzuständen einzig und allein der mentalen Kontrolle zugeschrieben, wobei die Rolle der sensorischen Beanspruchung bei der Linderung dieser Störung vernachlässigt wird. Die Wahrnehmung wird oft auf das Schauen, Hören und Berühren reduziert. Dabei ist das Bewusstwerden von physiologischen Zuständen des Körpers wie Schmerz und Wohlbefinden stark mit der Wahrnehmung verbunden. Durch die Wahrnehmung können wir uns der biologischen Zustände von Wohlbefinden und Unwohlsein bewusst werden. Sie ist Teil der „Neurobiologie des Selbst"[76], aufgrund derer wir sowohl ein konstantes Selbstgefühl als auch die Fähigkeit haben, uns selbst zu empfinden.

Ich nutzte ein Seminar über die Meditation des vollen Gewahrseins, um die Auswirkungen der sensorischen Introspektion auf Angstzustände zu untersuchen. Vierundachtzig Personen erklärten sich bereit, an dieser Umfrage teilzunehmen. Davon waren achtzehn Männer und sechsundsechzig Frauen, mit einem Durchschnittsalter von 54 Jahren. Die Teilnehmer hatten durchschnittlich dreizehn Jahre lang Meditation praktiziert. Die Population war nicht klinisch (nicht krank) und die überwiegende Mehrheit war durch eine Sinnsuche motiviert.

Bei ihrer Ankunft im Workshop erhielten sie zwei Fragebögen: einen zu ihrem aktuellen Angstzustand und einen zur Ängstlichkeit, einer Persönlichkeitseigenschaft.

Nachdem die Fragebögen ausgefüllt waren, wurde die Meditation nach einem zwanzigminütigen Standardprotokoll durchgeführt. Die Anweisungen vermieden es, auf Gedanken und Emotionen angewandte mentale Kontrolle in

---

76 Damasio A. R., Ich fühle, also bin ich. Die Entschlüsselung des Bewusstseins. List, München 2000.

Anspruch zu nehmen. Sie waren im Wesentlichen auf die Beanspruchung von sensorischen Aufgaben ausgerichtet, welche auf dem Hören der Stille, der umgebenden Lautkulisse, der Wahrnehmung der Qualität des Gewahrseins, der Entspannung und Reglosigkeit der Körperhaltung, dem inneren Sehen, dem Spüren von Körperzuständen und schließlich der Wahrnehmung der inneren Bewegung beruhen.

Nach der Meditation wurden die Teilnehmer gebeten, den Fragebogen erneut auszufüllen, in dem die Angstzustände abgefragt wurden. Wir haben dann eine statistische Analyse der qualitativen Daten durchgeführt und eine Reihe von Ergebnissen gefunden. Sie zeigten wie zuträglich es war, die sensorische Funktion im Prozess der Verbesserung des Angstzustandes und des Angstmerkmals in Anspruch zu nehmen. Über dieses positive Ergebnis hinaus, das sich in einer Vielzahl von Studien zu verschiedenen Meditationspraktiken wiederfindet, war es für uns wichtig, die Bedeutung der Wahrnehmung als eine wirksame Art aufzuzeigen, ohne absichtliche Kontrolle auf die Angst einzuwirken.

Wissenschaft und Meditation

Im Jahr 2012 wurden fünfhundert wissenschaftliche Publikationen über die klinischen Auswirkungen der Meditation auf Stressreduktion und auf Rückfall von Depressionen geschrieben. In diesen wurde ausgeführt, dass diese Auswirkungen dadurch zustande kamen, dass Meditation sich auf die Produktion von Endorphinen und Cortisol auswirkt. Meditation verändert augenblicklich, und manchmal dauerhaft, die Funktionsweise des Gehirns. Diese Änderung tritt bereits nach acht Wochen Training auf. Plastizität, also die bekannte Fähigkeit des Gehirns, sich selbst zu verändern, braucht Gelegenheiten, um sich zu entwickeln. Meditation spricht mehrere Gehirnareale an, die mit Wohlwollen, dem Gefühl der Verbundenheit mit anderen und Empathie zu tun haben.

Das Sinnliche

Die von Danis Bois entwickelte Dimension des Sinnlichen entsteht aus einem direkten, intimen und bewussten Kontakt eines Subjekts mit seinem Körper. Hier binden wir diese immer in eine Beziehung zu den lebendigen Manifestationen der leiblichen Innerlichkeit ein, die aus einer Beziehung von sich zu sich entsteht.

Der „sinnliche Körper" oder „Leib" (ein phänomenologischer Begriff) bezeichnet die eigentliche menschliche Art, seinen Körper zu leben: einen lebendigen Körper, der von einem Bewusstsein bewohnt wird. Der Körper ist der Ort der Selbsterfahrung, von ihm ausgehend verspüren wir uns und fühlen uns lebendig.

Säkulare Spiritualität

Rousseau und Voltaire gaben einer natürlichen Religion den Vorzug, die keinen Offenbarungsgegenstand hat. Rousseau entschied sich für eine Beziehung zu einem höchsten Wesen, dessen philosophisches Bild die Antithese zum historischen Gott darstellt. Diese natürliche Religion will sich entschieden von jeder Art von Dogma und moralisierender Vorgabe eines Christentums im Zentrum der Kritik befreien. Spinoza ist der rationalistischste aller großen Philosophen. Er gilt als Vater des modernen Atheismus und lehnt die Existenz jeglicher spirituellen Wesenheit ab, auch wenn dieser Begriff zu seiner Zeit noch nicht verwendet wurde. Einstein sagte, dass er an Spinozas Gott glaubt, der sich in der harmonischen Ordnung des Seienden offenbart, und nicht an einen Gott, der sich um das Schicksal und die Handlungen der Menschen kümmert.[77]

Jede Form der Reflexion über metaphysische Fragen, die unabhängig von religiösen Dogmen sind, kann als „säkulare Spiritualität" bezeichnet werden.

---

77 Einstein A., *Réponse au rabbin Herbert S. Goldstein*, 1930.

Bibliographie

Austry D., Berger E., Grenier K. et Léger D., Identité, altérité, réciprocité. Pour une approche sensible de la formation, du soin et de l'accompagnement, Ivry-sur-Seine, Point d'Appui, coll. „ Forum ", 2015.

Barbier R., préface, dans Bois D., Josso M.-C. et Humpich M., Sujet sensible et renouvellement du moi. Les apports de la fasciathérapie et de la somato-psychopédagogie, Ivry-sur-Seine, Point d'Appui, 2009.

Becker R. E., *Leben in Bewegung*, Jolandos Verlag, 1997, Rachel E. Brooks, Stillness Press.

Bois D., „ Le corps sensible et la transformation des représentations de l'adulte „, thèse de doctorat, université de Séville, 2007.

Bois D., Gauthier J.-P., Humpich M. et Rugira J.-M., Identité, altérité, réciprocité. Articulation au cœur des actions d'accompagnement et de formation, Rimouski, Ibuntu, 2013.

Bois D., Josso M.-C. et Humpich M., Sujet sensible et renouvellement du moi. Les apports de la fasciathérapie et de la somato-psychopédagogie, Ivry-sur-Seine, Point d'Appui, 2009.

Bois D., „ L'advenir, à la croisée des temporalités ", Réciprocités, n° 3, CÉRAP, mai 2009.

Bois D., *Le Sensible et le Mouvement*, Ivry-sur-Seine, Point d'Appui, 2001.

Bois D., *Un effort pour être heureux*, Ivry-sur-Seine, Point d'Appui, 2002.

Bois D., „ Corps sensible et transformation des représentations : proposition pour un modèle perceptivo cognitif de la formation d'adulte ", mémoire de DEA, université de Séville, 2005.

Bois D., *Le Moi renouvelé*, Ivry-sur-Seine, Point d'Appui, 2006.

Bois D., *Das erneuerte Ich,* Leutner Verlag, Berlin 2008.

Bois D., *Le Seigneur de la danse*, Paris, Guy Trédaniel éditeur, 1995.

Bois D., *Der Herr des Tanzes,* Berlin 2016, Books on Demand.

Brentano F., *Zukunft der Philosophie*, Vienne, Meinner Hölder, 1893.

Bourhis H., „ Le toucher manuel de relation sur le mode du Sensible et l'intelligence sensorielle ", thèse de doctorat en sciences de l'éducation, université Paris-8, 2012.

Changeux J.-P., *Raison et plaisir*, Paris, Odile Jacob, 2002.

Courraud C., „ Toucher psychotonique et relation d'aide ", mémoire, Université moderne de Lisbonne, 2007.

Descartes R., *Principes de la philosophie*, art. 9, Paris, Gallimard, coll. „ Bibliothèque de la Pléiade ", 1970.

Descartes R., Prinzipien der Philosophie

Duprat E. et Lefloch G., Gymnastique sensorielle. Vers une écologie du vivant, autoédition, 2015.

Eckhart (Maître), *Et ce néant était Dieu*, Paris, Albin Michel, 2000.

Einstein A., „ Lettre à Murray W. Cross, 26 avril 1947 ", dans *Einstein and religion*, Max Jammer, epub, 2011.

Einstein A., „ Brief an Murray"

Elkaîm M., *À quel psy se vouer*, Paris, Seuil, 2003.

Eschalier I., *La Fasciathérapie. Une nouvelle méthode pour le bien-être*, Paris, Guy Trédaniel éditeur, 2010.

Eschalier I., *La Gymnastique sensorielle pour tous*, Paris, Guy Trédaniel éditeur, 2018.

Eschalier I., *La Gymnastique sensorielle, pour cheminer vers soi et se déployer dans le monde*, autoédition, 2017.

Garner Sutherland W., *Ostéopathie dans le champ crânien*, aris, Éditions Sully, 2011.

Garner Sutherland W., Ostéopathie im kranialen Bereich.

Humpich M., „ La réciprocité au cœur du Sensible. Vers de nouveaux visages du devenir en relation ", dans Austry D., Berger E., Grenier K. et Léger D., *Identité, altérité, réciprocité, op. cit.*, p. 120-121.

Husserl H., *Philosophie première, II*, Paris, PUF, 1971.

James W., *Précis de psychologie*, Paris, Marcel Rivière, 1924, p. 505.

James W., cité par Odrej Svec, *Phénoménologie des émotions*, Villeneuve-d'Ascq, Presses universitaires du Septentrion, coll. „ Philosophie contemporaine ", 2013, p. 90.

Jeannerod M., *Le Cerveau intime*, Paris, Odile Jacob, 2002.

Kessel J., *Les Mains du miracle*, Paris, Folio, 2013.

Lavelle L., *La Présence totale*, Paris, Aubier, coll. „ Philosophie de l'esprit ", 1934.

Léger D., „ De l'empêchement à la promesse ", dans Austry D., Berger E., Grenier K. et Léger D., *Identité, altérité, réciprocité, op. cit.*

Maslow A., *Devenir le meilleur de soi-même*, Paris, Eyrolles, 2013.

Maslow A., *L'Accomplissement de soi*, Paris, Eyrolles, 2013.

Merleau-Ponty M., *La Phénoménologie de la perception*, Paris, Gallimard, 1945.

Merleau-Ponty M., *La Phénoménologie de la perception*, Paris, Gallimard, 1945.

Merleau-Ponty M., *Die Phänomenologie der Wahrnehmung.*

Meyer R., *La Méditation pleine présence*, Paris, Guy Trédaniel éditeur, 2013.

Midal F., *Méditation. L'aventure incontournable*, Paris, Albin Michel, 2015.

Midal F., *Foutez-vous la paix*, Paris, Flammarion, 2018.

Midal F., *Die innere Ruhe kann mich mal.*

Noël A., *La Gymnastique sensorielle*, Ivry-sur-Seine, Point d'Appui, 2000.

Nottale C., „ Contenus de vécu et processus à l'œuvre dans l'introspection sensorielle sur le mode du Sensible ", mémoire de master en psychopédagogie perceptive, université Fernando-Pessoa, Porto, 2014.

Oxford Book of Carols, traduction du texte n° 557, „ La vie spirituelle ".

Renaldi R., „ La cognition incarnée ou quand la pensée vient du corps ", *Le cercle psy*, mai 2017.

Ricard M., *L'Art de la méditation*, Paris, Nil, 2008.

Richir M., *Le Corps : essai sur l'intériorité*, Paris, Hatier, 1993.

Roger C., *Le Développement de la personne*, Malakoff, Inter Éditions, 2005.

Roger C., *Le Développement de la personne*, Malakoff, Inter Éditions, 2005.

Roger C., Entwicklung der Persönlichkeit

Roll J.-P., „ Le sentiment d'incarnation : arguments neurobiologiques ", *Revue de médecine psychosomatique*, 35, 1993, p. 75-90.

Sacks O., *L'homme qui prenait sa femme pour un chapeau*, Paris, Seuil, coll. „ Point Essais ", 1992.

Sacks O., *Der Mann, der seine Frau mit einem Hut verwechselte.*

Satprem, *Le Mental des cellules*, Paris, Robert Laffont, 2003.

Satprem, *Das Mental der Zellen*, Paris, Robert Laffont, 2003.

Singer C., *Derniers fragments d'un long voyage*, Paris, Albin Michel, 2007.

Singer C., *Alles ist Leben: Letzte Fragmente einer langen Reise*

Stern D., *Le Moment présent en psychothérapie*, Paris, Odile Jacob, 2003.

Stern D., *Der Gegenwartsmoment in der Psychotherapie*

Still A.-T., *Andrew Taylor Still. Autobiographie*, Paris, Éditions Sully, 2017.

Von den gleichen Autoren

Danis Bois

Le Moi renouvelé, Ivry-sur-Seine, Point d'Appui, 2006, traduit aux États-Unis sous le titre *The Wild Region of Lived Experience. Using Somatic-Psychoeducation*, North Atlantic Editor, 2008. Ouvrage également traduit en roumain (*Când Eul Renaste, Introducere în Somatopsihopedagogie*), en portugais (*O eu renovado, introdução à somato-psicopedagogia*, Brésil, Éditions Idéia e lettra), en allemand (*Das Erneuerte Ich*) et en grec.

– *Das erneuerte Ich,* Leutner Verlag, Berlin 2008
– *Un effort pour être heureux*, Ivry-sur-Seine, Point d'Appui, 2002.
– *Le Sensible et le Mouvement. Essai philosophique,* Ivry-sur-Seine, Point d'Appui, 2001.
– *Le Seigneur de la danse*, Paris, Guy Trédaniel éditeur, 1995.
– *Der Herr des Tanzes,* Berlin 2016, Books on Demand.
Fasciathérapie : une thérapie manuelle de la profondeur, avec Berger E., Paris, Guy Trédaniel éditeur, 1990.
– *La Vie entre les mains*, Paris, Guy Trédaniel éditeur, 1989.

Gemeinsame Werke

Bois D., Josso M.-C. et Humpich M., *Sujet sensible et renouvellement du moi. Les apports de la fasciathérapie et de la somato-psychopédagogie,* Ivry-sur-Seine, Point d'Appui, 2009.
Bois D., Gauthier J.-P., Humpich M. et Rugira J.-M., I*dentité, altérité, réciprocité. Articulation au cœur des actions d'accompagnement et de formation,* Rimouski, Ibuntu, 2013.
Bois D. et Humpich M., *Vers l'accomplissement de l'être humain*, Ivry-sur-Seine, Point d'Appui, 2009.

Isabelle Eschalier

La Gymnastique sensorielle pour tous, Paris, Guy Trédaniel éditeur, 2018.
La Gymnastique sensorielle pour cheminer vers soi et se déployer dans le monde, autoédition, 2017.
La Fasciathérapie. Une nouvelle méthode pour le bien-être, Paris, Guy Trédaniel éditeur, 2010.

Weiterführende Informationen

Persönliche Webseite von Danis Bois: http://danis-bois.fr

Société Point d'Appui: https://pointdappui.fr

Verlag Éditions Point d'Appui: http://editions.pointdappui.fr

CÉRAP (Centre d'étude et de recherche appliquée en psychopédagogie perceptive) : http://www.cerap.org

YouTube von Online-Meditationen : Apprendre-en-corps

Inhalt

Kapitel 1: Das volle Gewahrsein, eine zu erobernde Fülle 16

Volle Bewusstheit (Achtsamkeit) oder volles Gewahrsein? 17
Von welchem Bewusstsein sprechen wir? 17
Warum wird dem Begriff Bewusstsein der der „Vollständigkeit" hinzugefügt? 18
Von welchem Gewahrsein, von welcher Präsenz sprechen wir? 19
Warum wird dem Begriff „Gewahrsein" der Begriff der Fülle hinzugefügt? 23
Kleine Lektion über die Rolle der Wahrnehmung 25
Und der Platz des Körpers… 28
Die Meditation des vollen Gewahrseins an der Kreuzung mehrerer Disziplinen 30
Der Humanismus 31
Die Phänomenologie 32
Die edukativen Neurowissenschaften 33

Kapitel 2: Wie es zur Entdeckung der Meditation des vollen Gewahrseins und der inneren Bewegung kam 35

Sequenz aus meinem Berufsleben 38
Die Entdeckung der inneren Bewegung über die Osteopathie 39
Erste Erfahrung der Meditation 41
Die innere Bewegung – eine Gipfelerfahrung 42
Die Faszientherapie zu Beginn der 1980er Jahre 43

Die sensorische Gymnastik: eine aktive Meditation 44
Auf der Suche nach einer dem Körper
entspringenden Sprache 46
Der große Umweg zur Spiritualität 47
Initiatische Reise in Frankreich 47
Begegnung mit der indischen und tibetischen
Spiritualität 48
Goa und das Eintauchen in die Philosophie 56
Die Holzhütte in Kanada 57
Die Begegnungen in Chamblay 59
Die akademische Phase 61
Die Moderne Universität Lissabon 61
Kurswechsel: von Lissabon nach Porto 63
Die Université du Québec in Rimouski 65
Einige wissenschaftliche Referenzen über Meditation
und die Entdeckung der inneren Bewegung 66
Vom „Größten des Menschen" zu dem „was größer ist
als der Mensch" 72
Das „Größte des Menschen" 72
Das „Größere als der Mensch" 75
Die Manifestationen des Größeren als der Mensch 76

Kapitel 3: Die sieben Zugangswege zur menschlichen Wärme 79

1. Wieder anknüpfen an die Stille 79
2. Das Selbstgewahrsein kultivieren 82
3. Sein Leben in Ehren halten 83
4. Sich selber wieder wertschätzen 84
5. Den Sinn des Lebens voll bejahen 87
6. Sich vor Stress und Angst bewahren 88
7. Die menschliche Wärme kultivieren, in Empfang
nehmen und teilen 90

Kapitel 4: Die Praxis der Meditation des vollen Gewahrseins 92

Der Prozess der „Meditation des vollen Gewahrseins"   92
Erste Phase: das Erwecken der Materie durch die
Berührung   93
Zweite Phase: die gestische Meditation, eine
kontemplative Langsamkeit   94
Dritte Phase: Die Meditation des vollen
Gewahrseins   99
Vierte Phase: Die Verbalisierung der Erfahrung   99
Worum es bei der Meditation des vollen Gewahrseins geht   100
Die kognitiven Fähigkeiten stärken   101
Das sensorische Erleben bereichern   109
Seine Beziehungsfähigkeiten vertiefen   111
Zur Praxis einer angeleiteten Meditation   114
Die Kunst der Anleitung   114
Die Dauer der Meditation   115
Streifzug durch die meditative Praxis   116
Thema Nr. 1: Sich mit der Stille vertraut machen   116
Thema Nr. 2: Das innere Sehen   119
Thema Nr. 3: Das Körperbewusstsein   120
Thema Nr. 4: Das Denken   124
Thema Nr. 5: Die Atmung   126
Das Praktizieren, allein zu Hause – Wie geht das?   128

Fazit 132

Mein Logbuch 134

Glossar 140

Bibliographie 147